Molsberger · Böwing
So hilft mir die Akupunktur

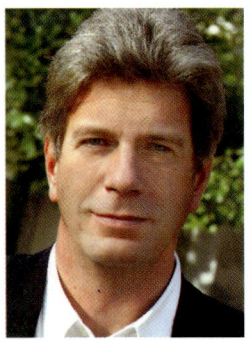

Priv.-Doz. Dr. med. Albrecht Molsberger, Facharzt für Orthopädie, Naturheilverfahren und Sportmedizin, Privatdozent an der Universität Bochum, absolvierte Akupunkturstudien in Sri Lanka und China (Schanghai, Nanjing, Beijing). 1986 gründete er die Akupunkturambulanz der Universität Düsseldorf. Zusammen mit Dr. med. Böwing leitet er die Forschungsgruppe Akupunktur. Dr. Molsberger ist Initiator eigener sowie geförderter bundesweiter Wissenschaftsprojekte zur Akupunktur (u. a. German Acupuncture Trials GERAC) und kooperiert mit vielen Universitäten. Von ihm erschienen zahlreiche internationale Publikationen; zudem hat er langjährige Lehrerfahrung zum Thema Akupunktur.

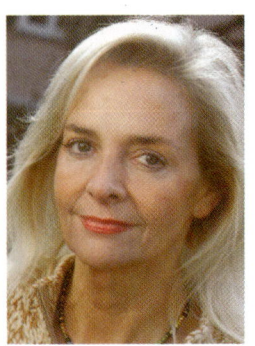

Dr. med. Gabriele Böwing, Fachärztin für innere Medizin, Rheumatologin und Ärztin für Naturheilverfahren, war internistisch tätig an den Universitäten in München, Düsseldorf und Marseille. Ihre Akupunkturstudien führte sie in Deutschland, der Schweiz sowie in Schanghai, Nanjing, Beijing durch. Dr. Böwing verfügt über langjährige Lehrerfahrung im In- und Ausland zu Akupunktur, Phytotherapie und Diätetik. Sie hat über zahlreiche wissenschaftliche Themen publiziert, u. a. Entwicklung der Kopfschmerzstudien für die German Acupuncture Trials, und ist Mitbegründerin der Forschungsgruppe Akupunktur.

Dr. Molsberger und Dr. Böwing leiten in Düsseldorf die Schwerpunktpraxis für Chinesische Medizin. Ihre Erfahrung gründet sich auf über 100 000 Akupunkturbehandlungen, die in dieser Praxis in den letzten 15 Jahren durchgeführt wurden. Die beiden gründeten die Forschungsgruppe Akupunktur, eine der führenden wissenschaftlichen Fachgesellschaften für Akupunktur und Chinesische Medizin. Viele Fachärzte, die in Deutschland die Akupunktur einsetzen, haben bei ihnen die Chinesische Medizin erlernt – somit haben Dr. Molsberger und Dr. Böwing die Verbreitung und Anwendung der Akupunktur in Deutschland maßgeblich definiert. Daneben sind beide seit vielen Jahren wissenschaftlich tätig. Sie sind Autoren großer international publizierter Akupunkturstudien zu den verschiedensten Krankheitsbildern sowie Autoren und Koautoren der German Acupuncture Trials, der größten in der westlichen Welt jemals durchgeführten Akupunkturstudien überhaupt.
Vor diesem Hintergrund werden PD Dr. med. Albrecht Molsberger und Dr. med. Gabriele Böwing zu den führenden Experten auf dem Gebiet der Akupunktur und der Chinesischen Medizin gezählt.

Priv.-Doz. Dr. med. Albrecht Molsberger
Dr. med. Gabriele Böwing

So hilft mir die Akupunktur

▮ Für Sie bewertet:
 Wie die fernöstliche Methode
 bei 55 Krankheiten hilft

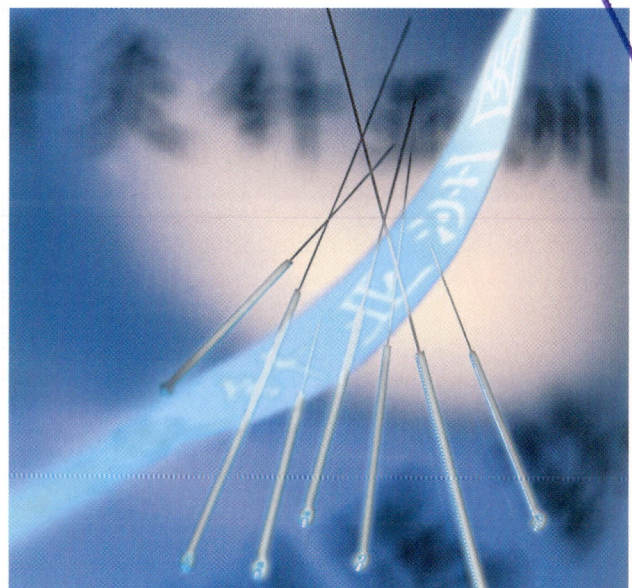

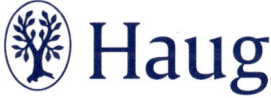
Haug

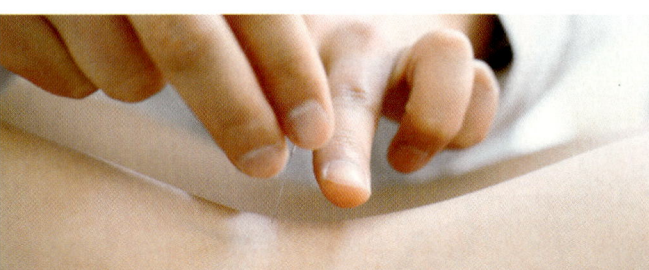

Entwicklung der Akupunktur

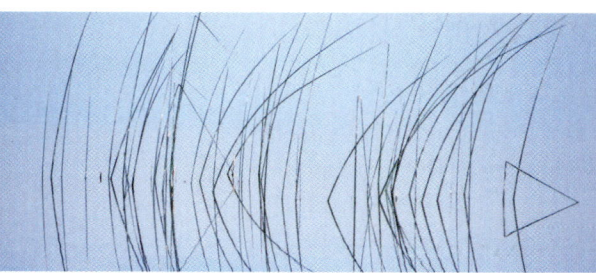

Akupunktur und Chinesische Medizin heute

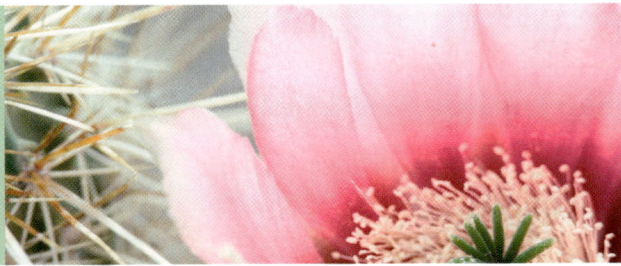

Was kann mit Akupunktur behandelt werden?

Was Sie sonst noch wissen müssen

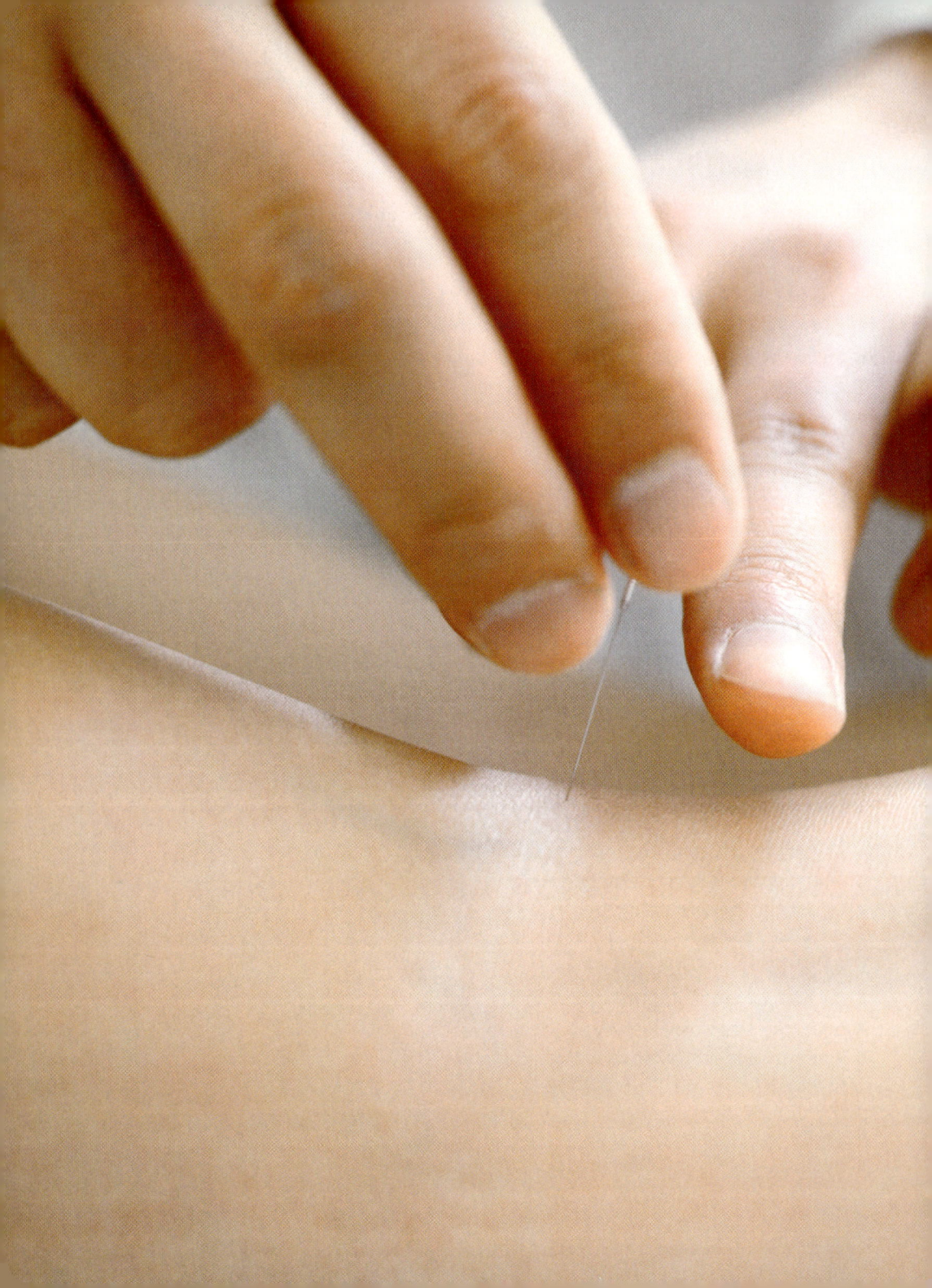

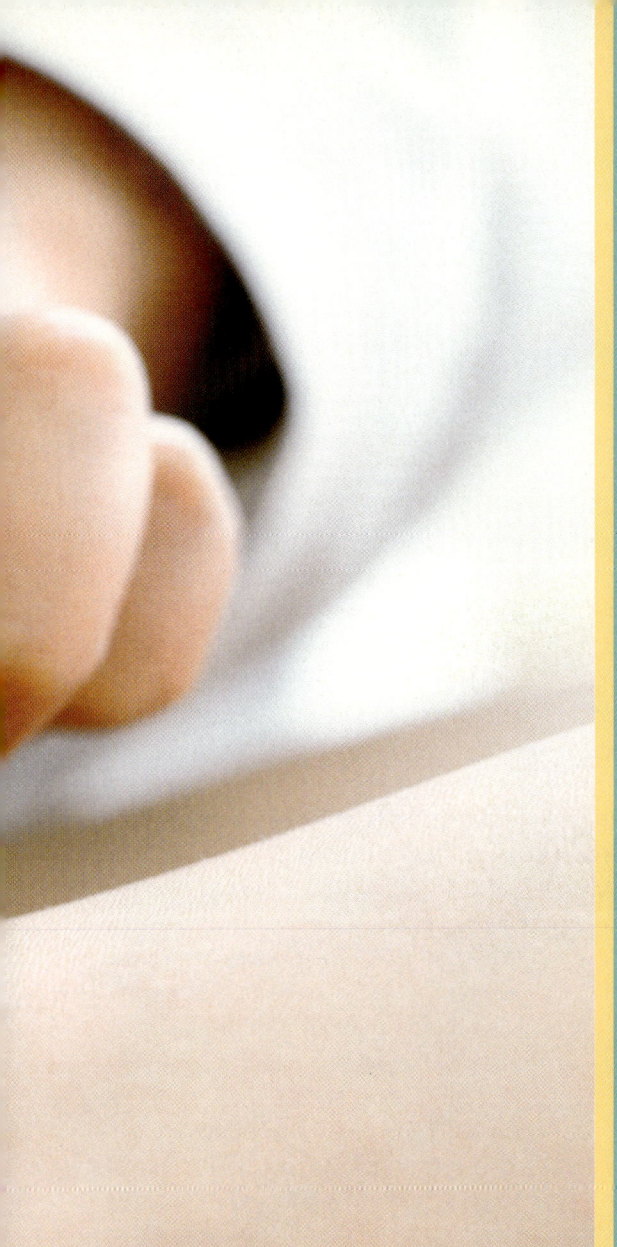

Entwicklung der Akupunktur

»Wie bleibe ich gesund – und werde über 100 Jahre alt?« Diese uralte Menschheitsfrage des Kaisers Huang Di an seinen Leibarzt Chi Bo führte zu einem der heute beliebtesten und wirkungsvollsten Therapieverfahren der Medizin – der Akupunktur.

Akupunktur hat eine lange Tradition

Ein verletzter Krieger mit einer offenen Wunde wurde von einem Pfeil getroffen, und die Wunde heilte. So erzählt ein berühmter Mythos über die ersten Erfahrungen der Menschheit mit Akupunktur. Anfänge der Akupunktur werden in die Jungsteinzeit (Neolithikum) datiert (8000–5000 v. Chr.). Zu dieser Zeit benutzte man zuerst geschliffene Steine, später Bambus- und Bronzenadeln, um Krankheiten zu heilen. Genaueren Einblick in die Geschichte der Chinesischen Medizin erhält man aber erst mit dem Beginn der Shang-Dynastie (16. Jahrhundert bis 1066 v. Chr.).

Charakteristisch für die Menschen der Shang-Dynastie war ihr Glaube an die Welt der Lebenden und die Welt der Verstorbenen. Verletzte man die Ehre seiner Vorfahren, so konnten sich diese durch Krankheit, aber auch durch Missernten, Jagdunglück oder Naturkatastrophen rächen. Der Begriff »Krankheit« bezeichnete keinesfalls ausschließlich nur ein körperliches oder seelisches Unwohlsein, sondern schloss soziokulturelle Faktoren mit ein.

Mit dem Übergang zur Zhou-Dynastie (1066–221 v. Chr.) wandelte sich das Leben der Menschen. Die Epoche der Ruhe, Stabilität und Harmonie wurde abgelöst durch eine unruhige Zeit fortwährender Kriege zwischen rivalisierenden Kleinstaaten. Glaube und Krankheitsverständnis der Menschen wandelten sich, die Ahnenverehrung wich dem Dämonenglauben. Krank war ein Mensch nun, wenn ein böser Dämon von seinem Körper Besitz ergriffen hatte. Schamanen heilten mit Beschwörungen und religiösen Ritualen. Um die krank machenden und feindlich gesinnten Dämonen zu vertreiben, liefen die Schamanen mit Fackeln und Schwertern durch die Straßen der Stadt – so wollten sie diese vor den Gefahren einer Epidemie schützen.

Wichtig

Ganzheitlich denken

In dem Krankheitsverständnis der Menschen zu Zeiten der Shang-Dynastie sieht man heute den Ursprung des für die Traditionelle Chinesische Medizin so bedeutsamen ganzheitlichen Krankheitskonzepts. Darin wird Gesundheit verstanden als ein Zustand der Harmonie des Menschen mit sich selbst, seiner sozialen Umwelt und der ihn umgebenden Natur.

Aus Fackel und Schwert entstanden nach und nach Moxibustion (das Erwärmen bestimmter Akupunkturpunkte mittels brennender Kräuter) und erste Ansätze der Akupunktur: Es galt, mit der Akupunkturnadel das Dämonenherz im Körper des Kranken zu treffen. Der berühmte Akupunkturarzt Pien Chio bezeichnete deshalb die ersten Akupunkturpunkte beispielsweise als Dämonenruhestatt, Dämonenhalle oder Dämonenherz.

In diese Zeit fällt auch die Begriffsbildung des Qi. Darunter verstand man zunächst einen Dampf, der im menschlichen Körper Leben, Gesundheit, aber auch Krankheit hervorrief. Schließlich bezeichnete Qi die Lebensenergie und wurde damit zu einem Grundbegriff der heutigen Traditionellen Chinesischen Medizin.

Von Taoismus und Konfuzianismus

In der Zeit vom 5. bis 2. Jahrhundert v. Chr., dem »Goldenen Zeitalter«, lösten sich die Chinesen von Schamanenkulten und vom Dämonenglauben und versuchten, die Welt rationaler zu verstehen. In dieser Zeit liegen die Anfänge der wichtigsten chinesischen natur- und soziophilosophischen Gedankensysteme Taoismus und Konfuzianismus. Damals entstand auch das umfassende und grundlegende historische Werk zur Traditionellen Chinesischen Medizin – *Huang Di Nei Jing*, das »Lehrbuch des Gelben Kaisers«. Der Gelbe Kaiser lebte, so glaubt man, von 2697–2569 v. Chr.; er, sein Vorgänger Chen Nung sowie sein Nachfolger Fu Schi werden oft als die Begründer der Chinesischen Medizin angesehen. Niedergeschrieben wurde das *Huang Di Nei Jing* von mehreren unbekannten Autoren.

❚ Das *Huang Di Nei Jing* beschreibt in Dialogform zwischen dem Kaiser und seinem Leibarzt Chi Po die klassischen therapeutischen und diagnostischen Prinzipien der Traditionellen Chinesischen Medizin.

Es finden sich erste im *Huang Di Nei Jing* genaue Anweisungen zu Akupunktur, Moxibustion, Schröpfkopfbehandlung sowie zur Zungen-, Puls- und allgemeinen klinischen Diagnostik. Zudem wurden erstmals überaus wichtige theoretische Modelle und Paradigmen dargestellt: Qi, Yin und Yang, die 5 Elemente und die Meridiantheorien. Man war nun in der Lage, die beobachteten Wirkungen der Chinesischen Medizin im Rahmen eigener Theorien zu interpretieren, zu erklären und voraussagbar zu machen.

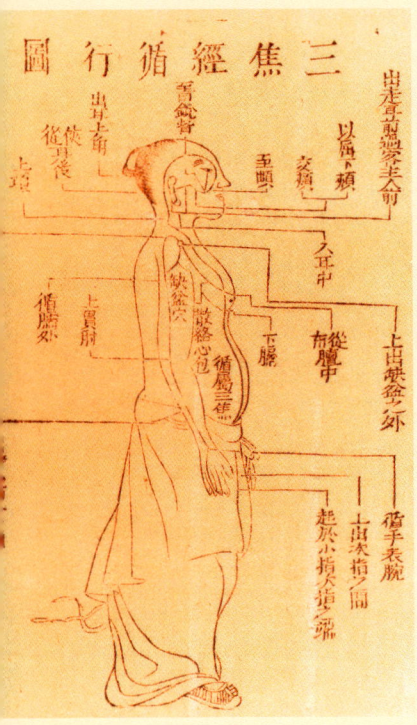

▲ Antique Grafik eines
Akupunkturmeridians

Verschiedene Kulturen – verschiedene Therapien

Zu allen Zeiten und in allen Teilen der Welt scheinen Kulturen unterschiedliche Körperreizformen zur Therapie von Schmerzerkrankungen genutzt zu haben. Beispiele sind das Schröpfen skarifizierter Hautstellen bei den Griechen und Römern bereits 400 n. Chr., das Ätzen (Kauterisation) der Haut bei Rückenschmerzen bei den Arabern sowie die Markierungen an der Tiroler Gletscherleiche Ötzi, die im Rücken- und Gelenkbereich eine Korrelation zu den späteren chinesischen Akupunkturpunkten aufweisen.

Die Anfänge

Aus den »protomedizinischen« Verfahrensweisen – Ahnenverehrung, Dämonenmedizin – entwickelte sich unter dem Einfluss taoistischer und konfuzianischer Ideensysteme ein rationales medizinisches Theoriengebäude, die Traditionelle Chinesische Medizin (TCM). Hierzu gehört als wesentlicher Bestandteil ein System von Körperpunkten, aufgrund von Grabfunden zurückdatierbar bis mindestens 90 n. Chr., mit genau definierten therapeutischen Wirkungen. Hierauf, und nicht auf die prototherapeutischen Verfahren, bezieht sich der Terminus »Akupunktur«, wie der bekannte Medizinhistoriker Unschuld schon 1980 feststellte.

westliche Medizin wurde durch westliche Missionare nach China gebracht, konnte nach und nach Fuß fassen und wurde zeitweise so enthusiastisch aufgenommen, dass, wie 1929 durch Kuo Men Tan geschehen, die Traditionelle Chinesische Medizin im ganzen Land verboten wurde.

Unter Mao Tse-tung setzte in den 1960er-Jahren jedoch wieder eine zunehmende Besinnung auf die eigene Kultur ein.

❚ Unter dem Motto »das Schatzhaus freilegen« wurden Forschung und Lehre der Traditionellen Chinesischen Medizin unter Mao enorm gefördert.

Auf diese äußerst fruchtbare Periode folgte bis zum 19. Jahrhundert n. Chr. eine lange Zeit der stetigen Entwicklung und Verfeinerung der Chinesischen Medizin. Erst mit Beginn der Opiumkriege (1840–42) brach die über 2000 Jahre währende Epoche der Chinesischen Medizin ab. China öffnete sich dem Westen,

Seitenzweige der Akupunktur, die Schädel-, Hand- und Ohrakupunktur, entstanden. Man entwickelte ferner die Elektroakupunktur und die Akupunkturanästhesie.

Das Interesse des Westens ist geweckt

Die Akupunkturanästhesie, die große Operationen, beispielsweise einen Kaiserschnitt, ohne Narkose ermöglichte, erweckte das Interesse des Westens an der Akupunktur. In Amerika, Skandinavien, Westeuropa setzte eine intensive Forschungstätigkeit zur Akupunktur ein. Die wissenschaftlichen Erkenntnisse zu grundlegenden Wirkungszusammenhängen der Akupunktur nahmen

auf biochemischer und physiologischer Ebene besonders von den 1960er- und 1970er-Jahren an laufend zu.

Neben der Akupunkturanästhesie erkannte man im Westen auch die Bedeutung der Akupunktur bei der Behandlung von Schmerzzuständen und funktionellen Störungen. Der französische Arzt P. Nogier verfeinerte in den

Vormarsch in den Westen

Bereits in den 1950er-Jahren begannen sich deutsche Ärzte für die Akupunktur zu interessieren. 1971 berichtet der Journalist James Reston auf der ersten Seite der Times über eine an ihm selbst unter örtlicher Betäubung durchgeführte Blinddarmoperation mit anschließender Akupunktur und Moxibustion zur Schmerzlinderung. Erst die Öffnung Chinas ab Anfang der 1980er-Jahre ermöglichte es westlichen Ärzten, die Akupunktur vor Ort zu studieren. Das authentische Wissen erlaubte ganz neue Behandlungsmöglichkeiten und begründet die rasante Verbreitung der Akupunktur vor allem in Deutschland.

1950er- und 1960er-Jahren die Ohrakupunktur. Zu dieser Zeit gründeten sich in Deutschland und Österreich die ersten Ärztegesellschaften zur Akupunktur.

In den 1970er Jahren kam die Laserakupunktur hinzu. Die Weltgesundheitsorganisation (WHO) organisiert seit 1975 in China Fortbildungen für westliche Ärzte in Traditioneller Chinesischer Medizin und gibt eine Empfehlungsliste derjenigen Krankheiten heraus, die sich für eine Akupunkturbehandlung besonders eignen (siehe Indikationsliste auf Seiten 181–182).

▼ Die Öffnung Chinas ermöglichte die Verbreitung der Akupunktur.

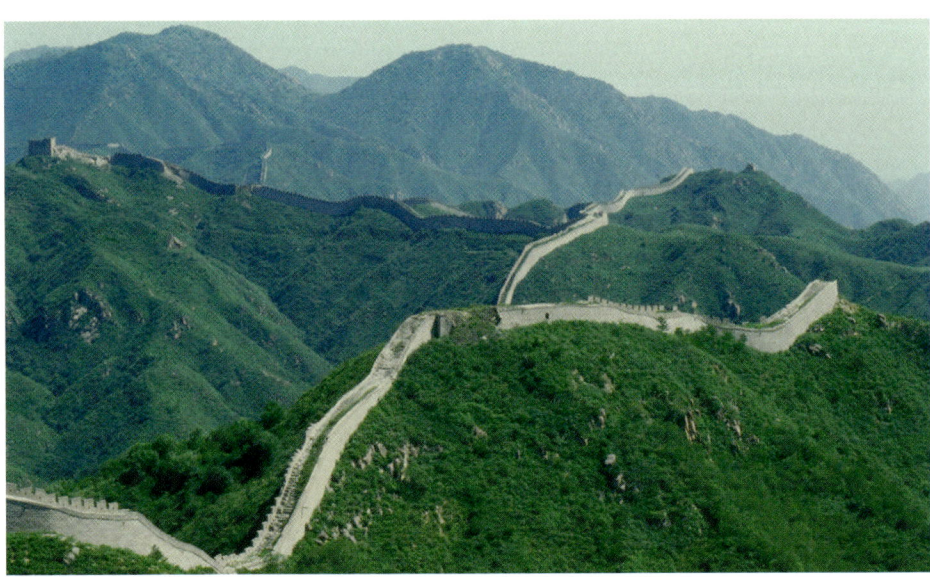

Wissenschaftliche Erkenntnisse zur Akupunktur

In die Ambulanz hinkt eine Patientin, die Hand in die rechte Hüfte gestemmt. Mit ihren starken Rückenschmerzen kann sie kaum laufen, kaum sitzen. Wir stellen die Diagnose Hexenschuss. Wir stechen eine Akupunkturnadel kurz hinter den Außenknöchel am oberen Sprunggelenk, fordern die Patientin auf, ihren schmerzenden Rücken vorsichtig lockernd zu bewegen – und zusehends entspannt sich der Rücken der Patientin. Nach 4 Minuten kann die Patientin bei völliger Bewegungsfreiheit der Lendenwirbelsäule die Ambulanz schmerz- und beschwerdefrei verlassen.

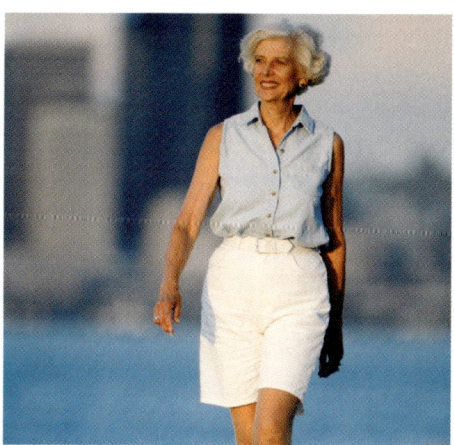

▲ Lebensqualität bedeutet, schmerzfrei, locker und beweglich zu sein.

Was ist geschehen? Wie konnte ein Stich am Bein Schmerzen im Rücken in Minuten zum Verschwinden bringen? Was ist ein Akupunkturpunkt? Welche Mechanismen wirken im Körper, dass der Stich einer Nadel ausreicht, um stärkste Schmerzen zu beseitigen?

Lange Zeit war die Wissenschaft nicht in der Lage, die Wirkungen der Akupunktur zu erklären. So begnügte man sich häufig mit dem Glauben, dass die Akupunktur eine Art Suggestionstherapie ähnlich der Hypnose sei, die auf psychischem Wege die Leiden mancher Patienten beeinflussen könne. Ohne wissenschaftliche Erklärung einer Methode gab es aber keine schulmedizinische Anerkennung, und deshalb blieb die Akupunktur für lange Zeit eine Außenseitermethode. In den letzten 20 Jahren hat sich das Bild grundlegend gewandelt.

▌ Das wachsende Interesse der westlichen Medizin an der Akupunktur führte zu einer unüberschaubaren Fülle von wissenschaftlichen Arbeiten in den USA und in Europa, die die chinesische Akupunktur inzwischen auf eine im Westen anerkannte wissenschaftliche Grundlage stellen.

Die Bedeutung des Hautwiderstands

Die Existenz von Meridianen konnte bisher noch nicht nachgewiesen werden. Interessant sind Arbeiten des Physikers Popp, der mit über 18 000 elektrischen Messungen offensichtlich gezeigt hat, dass alle Akupunkturpunkte gegenüber ihrer Umgebung einen 90–95 %igen erniedrigten Hautwiderstand aufweisen. Durch Messung des Hautwiderstands könnte man die genaue Lokalisation eines Punkts bestimmen, und in der Tat bedienen sich manche Akupunkturtherapeuten eines elektrischen Punktsuchgeräts.

Nicht nur elektrische Eigenschaften weisen Akupunkturpunkte aus. Forschungsergebnisse Professor H. Heines von der Universität Herdecke zeigen, dass fast alle Akupunkturpunkte an Hautstellen lokalisiert sind, unter denen Gefäßnervenbündel aus der Tiefe durch die Muskelhülle (Faszie) nach oben steigen. Das Gewebe ist hier besonders wasserreich, dies erklärt unter Umständen den erniedrigten Hautwiderstand.

Schmerzleitung

Alle Schmerzen, die der Mensch verspürt, seien es Schmerzen der Eingeweide oder Schmerzen nach einem plötzlichen Tritt gegen das Schienbein, erregen zuerst überall im Gewebe gelegene Schmerzfühler (Nozizeptoren). Sie wandeln den Schmerzreiz in einen elektrischen Impuls um, der über Nervenfasern zum Rückenmark geleitet wird. Hier erregt der ankommende Impuls spezielle Zellen im hinteren Anteil des Rückenmarks, die Hinterhornneurone. Diese senden daraufhin wiederum einen elektrischen Impuls aus, der über lange Nervenfasern des Rückenmarks bis zum Zwischenhirn gelangt. Nach erneuter Umschaltung erreicht der Impuls schließlich vom Zwischenhirn aus das Großhirn.

Die drei Ebenen der Schmerzleitung, Rückenmark, Zwischenhirn und Großhirn, dienen unterschiedlichen Aufgaben der Schmerzverarbeitung:
1. Im Rückenmark kann der Schmerzreiz moduliert oder gar blockiert werden.
2. Im Zwischenhirn wird er emotional eingefärbt und bewertet. Hier unterscheidet man zum Beispiel zwischen einer harmlosen Verbrennung und einem Herzinfarktschmerz.
3. Im Großhirn wird der Schmerzreiz innerhalb des Körpers lokalisiert.

Die »sofort analgetische Wirkung«

Wird eine Nadel in einen Akupunkturpunkt gestochen, so kommt es im Gewebe zur Freisetzung von chemischen Stoffen, wie Histamin, Bradykinin, Prostaglandin E2, Substanz P. Dies erkennt man an einer die Nadel umgebenden Rötung der Haut, die die Schmerzfühler und andere Nervenfühler erregen. Diese bewirken wie oben beschrieben, dass elektrische Impulse über zuleitende Nervenfasern zum Rückenmark gelangen. Dort – dies konnte durch feinste, in die Zelle applizierte Glaselektroden gemessen werden – führen die Impulse zu einer Hemmung der elektrischen Erregbarkeit der Hinterhornneuronen.

Erst seit wenigen Jahren weiß man, dass die Hemmung der Hinterhornneuronen nach Akupunkturreizung durch die Neurotransmitter (chemische Überträgersubstanzen zwischen den einzelnen Nervenzellen) Enkephalin und Dynorphin erfolgt.

Jetzt kann der eigentliche Schmerzreiz, ob Eingeweideschmerz oder Schienbeinschmerz, die Hinterhornneurone nicht mehr genügend erregen. Der Schmerzreiz gelangt nicht mehr in voller Ausprägung bis zum Großhirn und wird entweder überhaupt nicht oder nur noch vermindert wahrgenommen. Diese durch Akupunktur zu erzielende Hemmung der Schmerzleitung auf Rückenmarksebene erklärt vor allem den sofortigen schmerzlindernden Effekt der Akupunktur (»sofort analgetische Wirkung«).

Langzeitwirkung

Prinzipiell anders muss die Langzeitwirkung der Akupunktur verstanden werden. Seit Ende der 1970er-Jahre weiß man, dass das Gehirn, vor allem Teile des Zwischenhirns (Hypothalamus), nach einer Akupunkturbehandlung Hormone ausschüttet, die ähnlich dem Morphium auf den Körper schmerzlindernd wirken.

Erste Hinweise auf diese Hormone erhielt man 1972 in China. Professor Zhang akupunktierte damals ein Kaninchen, bis dieses eine deutlich erhöhte Schmerztoleranz gegenüber Hitzereizen zeigte. Daraufhin kreuzte er dessen Blutkreislauf mit dem Blutkreislauf eines unbehandelten Kaninchens, woraufhin erstaunlicherweise auch dieses Kaninchen, das keine Akupunktur erhalten hatte, plötzlich eine Erhöhung seiner Schmerztoleranz aufwies. Zhang schloss aus dem Experiment, dass Stoffe, die sich nach der Akupunktur im Blutkreislauf befinden müssen, die analgetische Wirkung der Akupunktur bedingen.

▌ Erst als 1975 die Endorphine entdeckt wurden, identifizierte man das bei der Akupunktur wirksame Hormon als β-Endorphin.

Dies gelang im Wesentlichen dem kanadischen Professor B. Pomeranz und einer schwedischen Forschergruppe um Professor Sjölund, die bei an Rückenschmerzen leidenden Patienten nach Akupunkturstimulation besonders hohe Konzentrationen des β-Endorphins in der Rückenmarksflüssigkeit nachweisen konnten. Ein weiterer Forscher, Professor Meyer, bestätigte indirekt die wichtige Rolle des β-Endorphins für die analgetische Wirkung der Akupunktur. Er spritzte Patienten nach der Behandlung den Stoff Naloxon, ein Medikament, das das Endorphin blockiert, und hob damit die analgetische Wirkung der Akupunktur auf. Zudem sprachen Ratten und Katzen, denen man die Hypophyse entfernt hatte, auf die schmerzlindernde Wirkung der Akupunktur grundsätzlich weniger an.

Daraus und aus einer Vielzahl anderer Erkenntnisse schließt man heute, dass den Endorphinen eine Schlüsselfunktion bei der Wirkung der Akupunktur zukommt.

Wichtig

Ohne Endorphine geht es nicht

Die Bedeutung der Endorphine bei der Akupunktur wird auch durch die in den letzten Jahren gemachte Entdeckung bestätigt, dass die Endorphine außer der schmerzlindernden auch noch eine beruhigende, euphorisierende, immunstimulierende und vor allem entzündungshemmende Wirkkomponente haben. Diese Faktoren der Endorphine könnten den Erfolg der Akupunktur bei allergischen und entzündlichen Erkrankungen sowie vegetativen Störungen mit erklären.

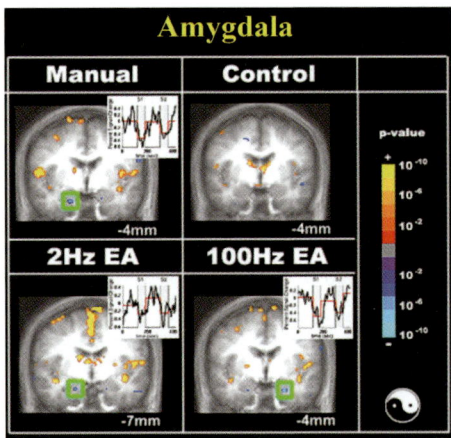

▲ Funktionelle Kernspinaufnahme des Gehirns (aus Harvard) zeigt die aktivierten Zentren in Blau und Rot, je nach Schmerz- oder De-Qi-Stimulation.

Neueste Forschungsergebnisse zeigen, wie das Gehirn auf Akupunkturreize reagiert. Im so genannten funktionellen Kernspin erkennt man spezifische Zentren, die durch die Akupunktur aktiviert werden. Vitaly Napadow und Coautoren von der Harvard-Universität konnten zeigen, dass das De-Qi-Gefühl, der dumpfe Druck und das Wärmegefühl, das durch die Nadelstimulation ausgelöst wird, zu typischen Veränderungen im sogenannten limbischen System führt – es unterscheidet sich eindeutig von einer nur schmerzhaften Nadelung.

Psychische Wirkung der Akupunktur

Viele Arbeiten geben grundlagenwissenschaftliche Hinweise, dass Akupunktur auf die wichtigen Botenstoffe des Gehirns Serotonin und das Dopamin wirkt. Dies kann die klinisch so beeindruckende psychische und auch schmerzlindernde Wirkung erklären.

Serotonin spielt eine wichtige Rolle für die Schmerzverarbeitung. Von dieser Substanz, die dem Endorphin übergeordnet ist (ohne die Ausschüttung von Serotonin kann das Endorphin seine schmerzlindernde Wirkung nicht entfalten), findet man nach der Akupunkturtherapie deutlich erhöhte Konzentrationen im zentralen Nervensystem. In normaler Konzentration sorgt das Serotonin für eine positive Stimmung, für ausgeglichene Selbstsicherheit. Ein Serotoninmangel äußert sich u. a. in Selbstzweifeln und Ängstlichkeit, ein Überschuss macht den Menschen eher faul, dämpft das sexuelle Verlangen und überhaupt die Motivation. Zur Behandlung von Depressionen und Angststörungen werden in der Schulmedizin Medikamente eingesetzt, die die Serotoninkonzentration im Gehirn steigern.

Aus Dopamin entsteht Noradrenalin, und beide Stoffe sind auch für Wachsamkeit, Aufmerksamkeit, Motivation und Koordination verantwortlich. Schulmedizinisch nutzt man den Dopaminstoffwechsel auch zur Behandlung bei Parkinson und chronischem ADS.

Gut zu wissen

Wichtige Botenstoffe des Gehirns

Die harmonisierende Wirkung der Akupunktur auf Serotonin und Dopamin sind ein Schlüssel zum Verständnis der Akupunkturtherapie so unterschiedlicher Probleme wie Schlafstörungen, chronische Müdigkeit, Depressionen, Angststörungen, Essstörungen und chronischem Aufmerksamkeitsdefizit (ADS) mit Hyperaktivität bei Kindern.

Klinische Bedeutung

Die Grundlagenforschung versucht zu beantworten, wie die Akupunktur auf zellulärer, neurophysiologischer und neurochemischer Ebene wirkt. Wie aber sieht es mit der klinischen Bedeutung der Akupunktur aus? Auch hierzu wurde gerade in den letzten Jahren eine Vielzahl von klinischen Studien durchgeführt.

❚ Studien zeigen eine besonders hohe therapeutische Wirksamkeit der Behandlung mit Akupunktur bei verschiedenen Arten von Kopfschmerzen sowie bei Beschwerden des Bewegungsapparats.

▼ Feine Akupunkturnadeln mit geflochtenem Stahlgriff.

Trotz einer Vielzahl naturwissenschaftlicher Erkenntnisse ist ein großer Teil der therapeutischen Wirkungen der Akupunktur noch nicht bis ins Einzelne wissenschaftlich nachvollziehbar. Die Akupunktur leistet jedenfalls mehr, als bisher naturwissenschaftlich erklärbar ist. So bleibt die wesentliche Frage, wie die Akupunktur nicht nur momentan oder für einige Stunden schmerzlindernd wirkt, sondern tatsächlich bei vielen Erkrankungen auf Dauer »heilen« kann, noch offen: Ein Patient, der seit 30 Jahren an Kopfschmerzen leidet, ist nach 12 Akupunkturbehandlungen gesund. Der Hexenschuss der Patientin, der normalerweise mindestens 1–2 Wochen andauert, war nach nur einer Behandlung vollständig beseitigt.

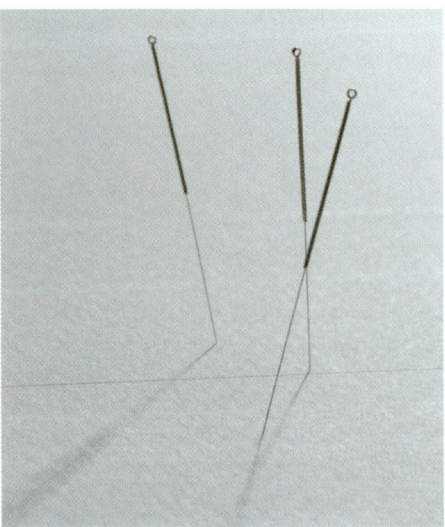

Tipp

Worauf Sie unbedingt achten sollten

Akupunktur hilft nur dann optimal, wenn sie mit hoher Qualität von geschulten Therapeuten eingesetzt wird. Suchen Sie sich einen Arzt oder Therapeuten, der sich intensiv in der Chinesischen Medizin ausgebildet hat, die westlichen Krankheitsbilder und Therapiemöglichkeiten abwägen kann und sich in der Anatomie auskennt – sonst kann auch Akupunktur gefährlich werden.

Deutschland – das Land der größten Akupunkturstudien

Im Jahr 2000 wurden in Deutschland die größten Akupunkturstudien der westlichen Welt begonnen. So haben wir in der Ruhr-Universität Bochum die GERAC-Studien entwickelt und geleitet (German Acupuncture Trials) und zusammen mit 4 weiteren Universitäten und über 12 000 Ärzten mehr als 10 Millionen Behandlungen dokumentiert und dabei nach selten unerwünschten Wirkungen gesucht. **Ergebnis:** Die Akupunktur gehört zu den sichersten Therapieverfahren überhaupt, und bei sachgemäßer Anwendung finden sich keine schweren Nebenwirkungen.

Akupunktur im Vergleich

Mit weiteren 550 Ärzten haben wir die Wirksamkeit der Akupunktur im Vergleich zu westlichen konventionellen Therapieformen überprüft. **Ergebnis:** Die Akupunktur ist langfristig (6 Monate) bei chronischem Kreuzschmerz nahezu doppelt so gut wirksam wie Medikamente, Krankengymnastik und physikalische Therapie. Bei Schmerzen durch Kniegelenkverschleiß (Gonarthrose) ist sie langfristig fast 3-mal so wirksam wie herkömmliche schmerz- und entzündungshemmende Medikamente. Bei Spannungskopfschmerz senken bereits 10 Behandlungen die Anzahl der Kopfschmerztage auf unter 40 % (von 16 auf 6 Tage pro Monat), ein Ergebnis, das die hierfür normalerweise empfohlenen Antidepressiva bei weitem nicht vorweisen können (Amitriptylin von 16 auf 11–15 Tage pro Monat). Und bei

Migräne sind 6 Wochen Akupunktur genauso wirksam – bei manchen Messgrößen sogar überlegen – wie eine über 6 Monate durchgeführte medizinisch anerkannte Vorbeugetherapie mit täglicher Einnahme von Betablockern. Diese für alle Wissenschaftler unerwartet hohe Überlegenheit – oder zumindest Gleichwertigkeit im Falle der Migräne – der Akupunktur über westlich-medikamentöse Therapieverfahren ist das Hauptergebnis der umfangreichen Akupunkturstudien.

Akupunktur – als wirkungsvolle Therapie bestätigt

Daneben zeigte die Studie auch, dass es offensichtlich neben den traditionell chinesischen Akupunkturpunkten noch andere wirksame Punkte gibt. Zukünftige Studien werden so die essenzielle Frage stellen – welches sind die besten Akupunkturpunkte überhaupt? Übrigens: Studienergebnisse der Berliner Universität Charité zeigen in die gleiche Richtung, und große Studien aus England und den USA bestätigen ebenfalls diese deutlichen Ergebnisse von GERAC. **Fazit:** Mit der Akupunktur haben wir eine Therapie für chronischen Kopfschmerz, Rückenschmerz und Arthrose gefunden, die mit nur 10–15 Behandlungen besser wirkt, ja sogar bis zu 3-mal so gut wirkt wie eine herkömmliche Tablettentherapie – und das praktisch nebenwirkungsfrei und mit einer Langzeitwirkung von mindestens 6 Monaten.

Gut zu wissen

Wie wirkt die Akupunktur?

Bestimmte Akupunkturtechniken stimulieren Wachstumsfaktoren – dies ist eine der interessantesten und aktuellsten Hypothesen. Die Nadeln setzen kleine Wunden in Muskeln und Haut. Zur Wundheilung schüttet der Körper Wachstumsfaktoren aus – zum Beispiel für Bindegewebe, Haut, Muskeln und Nerven. Diese Wachstumsfaktoren führen dann zu einer Regeneration und oft auch Ausheilung des erkrankten Gewebes. Diese Hypothese erklärt, warum auch chronische Erkrankungen, die oft seit Jahren bestehen, unter der Akupunktur ausheilen.

Bewirkt eine Folge von mehreren Behandlungen, dass Endorphine nicht nur momentan, sondern auf Dauer leichter und häufiger ausgeschieden werden und somit eine anhaltende Schmerzlinderung ermöglichen? Diese Hypothese wird von Han Jisheng vertreten, dem gegenwärtig bedeutendsten chinesischen Grundlagenforscher auf dem Gebiet der Akupunktur. Oder stimuliert die Akupunktur Wachstumsfaktoren, die zur Ausheilung chronischer Erkrankungen führen? – Diese Vermutung erscheint uns am wahrscheinlichsten.

24

Akupunktur in der westlichen Medizin

Unser historisches Verständnis der Chinesischen Medizin und die in den letzten Jahren erheblich zugenommenen wissenschaftlichen Erkenntnisse der Wirkungsweise der Akupunktur haben dazu geführt, dass sich westliche Ärzte immer intensiver mit der Akupunktur auseinander setzen. Immer exakter wird das Wissen um diese Behandlungsmethode, immer differenzierter die Anwendung in der täglichen Praxis. Mit der Anzahl der Ärzte, die Akupunktur praktizieren, und mehr noch mit den deutlichen Therapieerfolgen wächst zusehends die Anerkennung dieser Methode.

▮ Akupunktur zählt heute in Deutschland zu den beliebtesten Therapieformen überhaupt. Die Privatversicherer erstatten die Behandlung, die gesetzlichen Krankenkassen bezahlen oder bezuschussen sie für viele Krankheitsbilder.

Auch in den USA wollen immer mehr Patienten mit Akupunktur und Chinesischer Medizin behandelt werden. In England und Frankreich wächst die Zahl der akupunkturerfahrenen Therapeuten ebenso. Alle westlichen Staaten investieren Forschungsgelder, und viele Universitäten beteiligen sich an der Akupunkturforschung. Vor 15 Jahren hätte noch niemand gewagt, diese Entwicklung vorauszusagen – und tatsächlich: Das Land, in dem die Akupunktur sich am dynamischsten entwickelt hat, sowohl in der Therapie als auch in der klinischen Forschung, ist Deutschland.

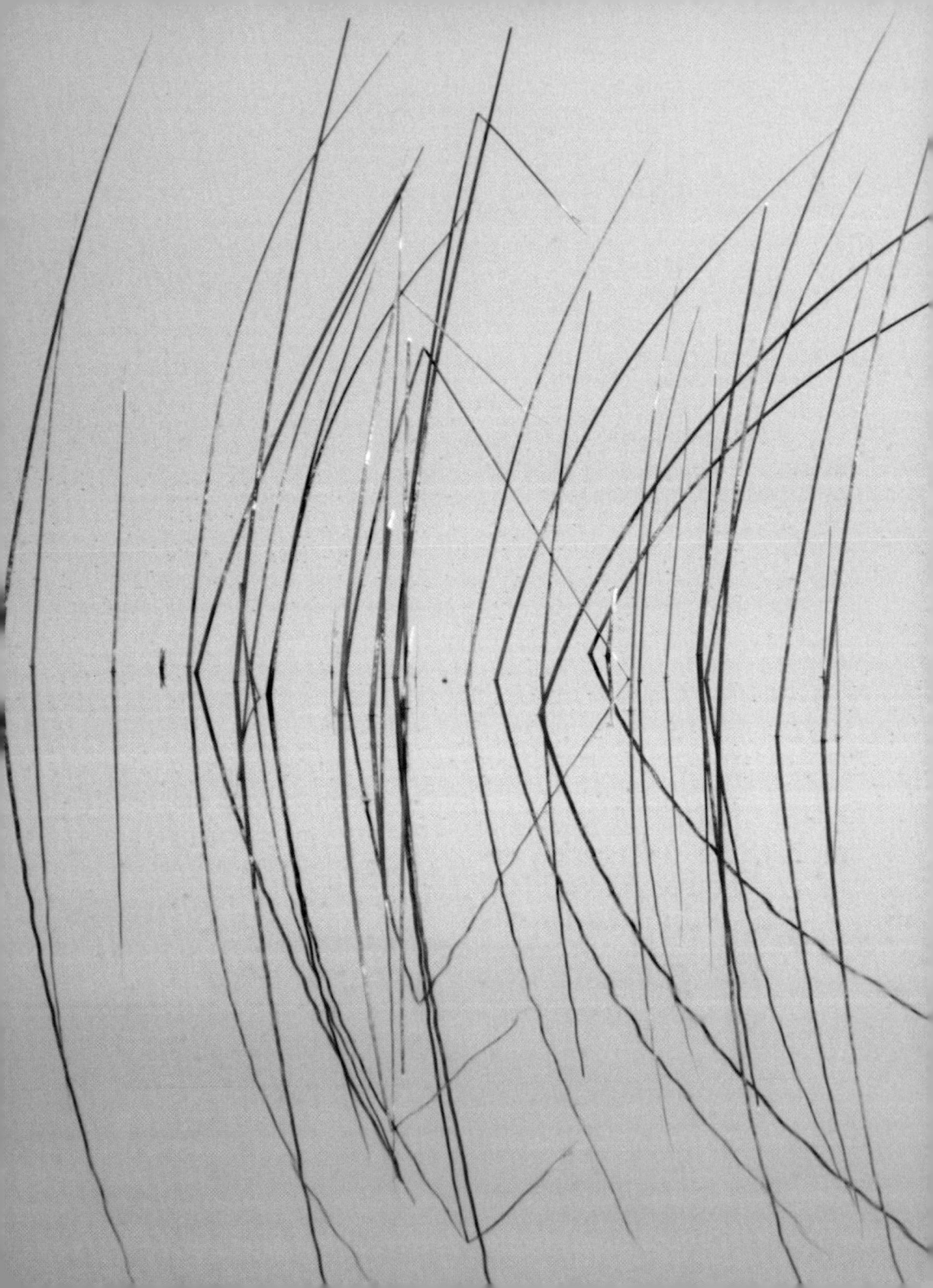

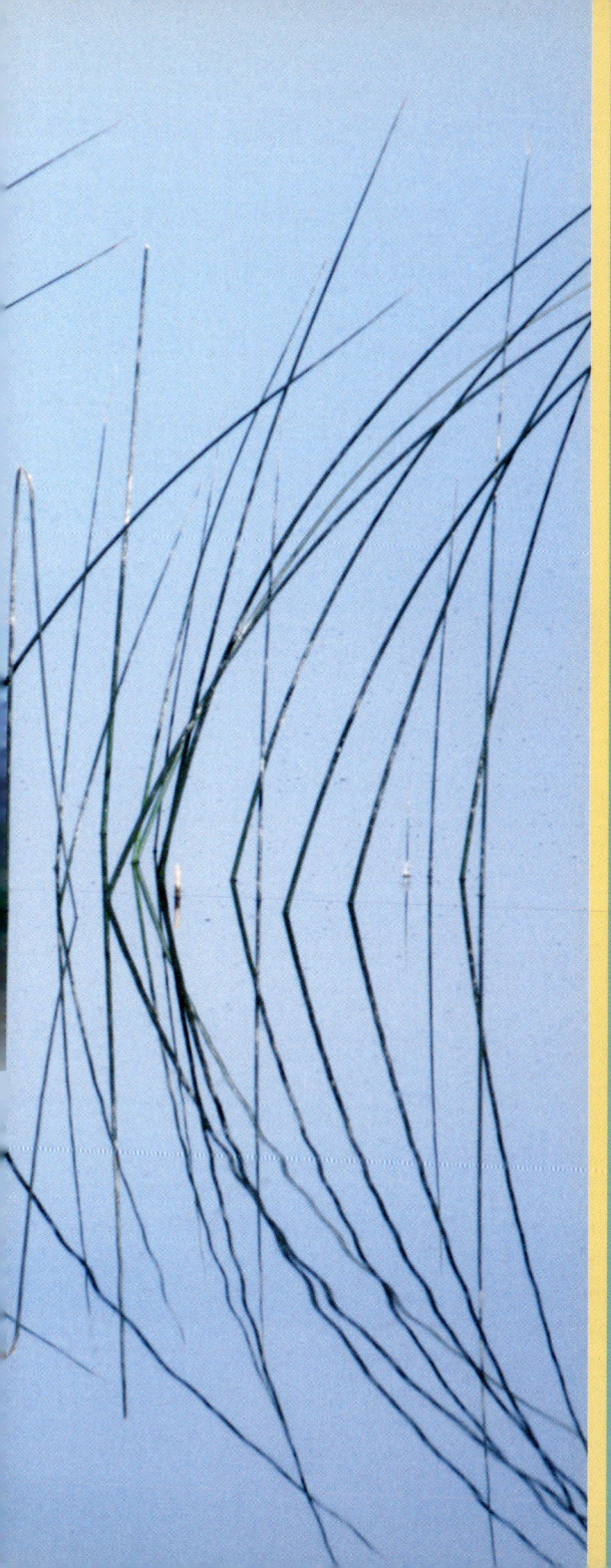

Akupunktur und Chinesische Medizin heute

Die Lebensenergie Qi fließt in den Meridianen und kommt an den Akupunkturpunkten an die Oberfläche des Körpers – Körperakupunktur, chinesische Ernährungstherapie und chinesische Arzneikräuterbehandlung bringen das Qi bei Störungen wieder in das Gleichgewicht.

Tao – Lebensenergie Qi – Yin und Yang

Vor rund 2000 Jahren begründete sich der Taoismus, eine Naturphilosophie, mit der die Chinesen die Gesetze der Natur, ihre allgemein gültigen Muster, beschreiben. Von den Jahreszeiten über die Entwicklungsstufen des Menschen bis hin zu seinen Organen und seiner Psyche und letztlich auch das Auftreten von Krankheiten – alles folgt diesen Gesetzmäßigkeiten, den Gesetzen von Tao, Qi, Yin und Yang. Sie bilden die Grundpfeiler der Chinesischen Medizin, und man muss sie genau kennen, um die Chinesische Medizin verstehen zu können.

Das Tao

Anders als die westliche Medizin, deren grundlegende Wissenschaft das genaue Studium des Aufbaus der Organe (Anatomie) ist, wurzelt die Chinesische Medizin in den naturphilosophischen Anschauungen des Taoismus.

Der Taoismus entstand am Ende der Zhou-Dynastie (etwa 500 v. Chr.). Der Kern der taoistischen Naturphilosophie besteht in der Auffassung, dass die gesamte durch unsere Sinne wahrnehmbare Welt, so dingfest-materiell sie auch scheinen mag, nicht durch Konstanz, sondern durch ständigen zyklischen Wandel geprägt ist. Die Taoisten beobachteten sehr genau die Veränderungen der Natur im Lauf der Jahreszeiten und den Einfluss dieser Veränderungen auf den in der Natur lebenden Menschen. Sie bemerkten, wie sich Landschaft, Klima und Nahrung auf den Menschen auswirken und wie die Dinge, mit denen er sich in seiner Behausung täglich umgab, ihn beeinflussten. Im genauen Studium der wechselseitigen, sich stetig verändernden Abhängigkeiten von Mensch und Natur liegt der Ausgangspunkt für den Erfahrungsreichtum der traditionellen chinesischen Heilkunde.

- Hinter der scheinbaren Welt des steten Wandels stand für die Taoisten eine letzte Realität: das Tao, das »Alleine«, dessen »Zentrum überall und dessen Peripherie nirgends ist«.

Eine genaue Beschreibung des Tao vermieden die Taoisten; die Bedeutung des Wortes war für sie nicht direkt aussprechbar und definierbar. So bedienten sie sich paradoxer Beschreibungen und Sinngedichte, wie man sie gesammelt in dem Buch Tao te King findet:

- Das Tao, das begriffen werden kann, ist nicht das Tao des Unbegreiflichen. Der Name, der gesagt werden kann, ist nicht der Name des Namenlosen. Das Tao währt ewig. Es ist die Mutter alles Todlosen … Das Tao ist Bewegung in sich selbst. Seine Bewegung ruht in sich selbst.

Das Qi

Eng verwandt mit dem Tao ist das Qi, die Lebensenergie. Das traditionelle chinesische Verständnis der Lebensenergie geht über das westliche, rein physikalische Konzept der Energie weit hinaus:

- Man versteht in der Traditionellen Chinesischen Medizin unter Lebensenergie diejenige Energie, die alles Lebendige bedingt.

Qi bewegt die Lebewesen wie der Wind das Wasser, sie erzeugt die Körperwärme und die psychischen Aktivitäten und ermöglicht, Nahrung aufzunehmen und diese in Blut und andere Körpersäfte umzuwandeln. Das Qi bestimmt die Haltung und die Bewegung eines Menschen, seine Stimme, seine Sprache, es spiegelt sich im Glanz seiner Augen (hier wird es Shen genannt). Entweicht das Qi, so stirbt der Mensch.

Qi beschreibt die Lebensenergie. Es ist ein Prinzip. In der Biologie gibt es den Instinkt, in der Physik die Schwerkraft. Qi, Schwerkraft, Instinkt erkennt man an ihren Wirkungen, man kann sie nicht im Reagenzglas einfangen und unter dem Mikroskop beobachten. Manchen Medizinern macht das immer noch mehr Schwierigkeiten als den Biologen oder Physikern.

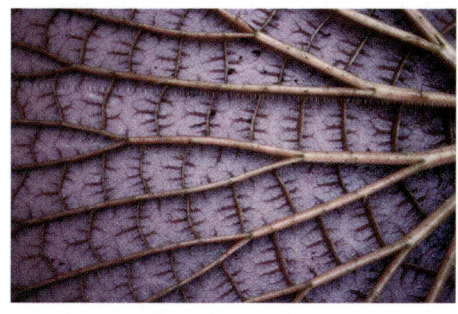

▲ In allen Lebewesen, auch in Pflanzen, fließt die Lebensenergie „Qi".

Yin und Yang

Hinter dem zyklischen Wandel und den verflochtenen Beziehungen der Welt stand das Tao, hinter den Lebensäußerungen alles Lebendigen die Lebensenergie Qi. Eine dritte grundlegende Erkenntnis der Chinesen war, dass in der wahrnehmbaren Welt nichts entstehen kann, ohne dass nicht auch gleichzeitig sein polares Gegenteil existiert.

▌ Das universale Weltgesetz der Polarität nannten die Chinesen das Gesetz von Yin und Yang. Ursprünglich bedeutete Yin die Schattenseite und Yang die Sonnenseite eines Berghangs.

Yin symbolisierte also das Dunkle, Kühle, Yang eher das Warme, Helle. Wie das Kühle der Ruhe, der Besonnenheit, dem Festen entspricht, so entspricht Yin allem, was Struktur formt. So wie Wärme der Bewegung, dem Geist oder dem Geistesblitz, dem kreativ Möglichen entspricht, so entspricht Yang allem, was Struktur verändert. Yin und Yang sind also Symbole für einander entgegengesetzte Prinzipien. Normalerweise befinden sich Yin und Yang in einem regelmäßigen Wechsel: Auf Ruhe folgt Bewegung, auf Nahrungsaufnahme die Nahrungsausscheidung, auf Einatmen

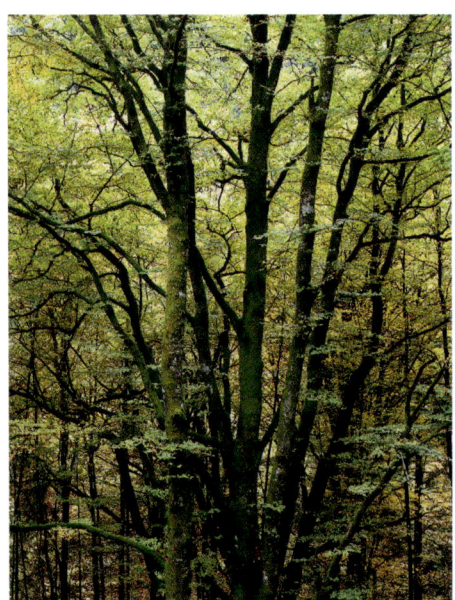 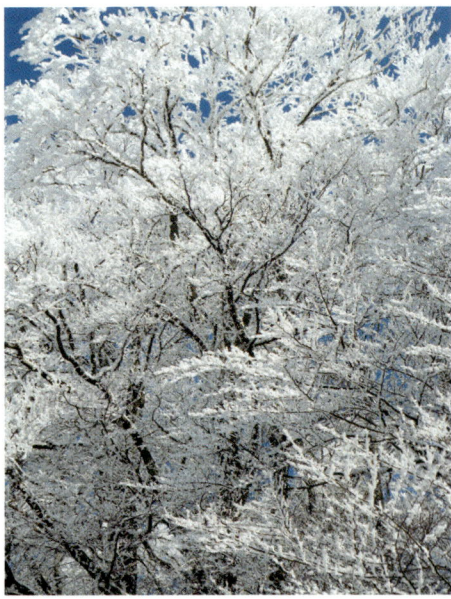

▲ Sonne und Winter, das Yang und Yin der Jahreszeiten.

Yin- und Yang-Entsprechungen

Yin	Yang
Erde	Himmel
Mond	Sonne
unten	oben
Nacht	Tag
dunkel	hell
kalt	warm
feucht	trocken
innen	außen
weiblich	männlich
Reaktion	Aktion

folgt Ausatmen. Nimmt einer der beiden Faktoren durch äußere Einflüsse erheblich zu, so wächst auch der andere, und beide stabilisieren sich wieder: Einer längeren Hitzeperiode (Yang) folgt in der Natur der Regen (Yin), und die Ruhe vor dem Sturm (Yin) weist auf das drohende Unwetter hin (Yang). Oder der Mensch, der seinen Körper der Sonne aussetzt (Yang), beginnt zu schwitzen (Yin).

Yin und Yang bezeichnen keine absoluten Zustände und können nicht unabhängig voneinander definiert werden. So ist das Wasser im Verhältnis zum Feuer zum Beispiel Yin; aber das Wasser im Verhältnis zum Eis, dem Gefrorenen und Harten, ist das flüssig bewegliche und wärmere Yang. Die einzelnen Zuordnungen zu Yin und Yang lassen sich nicht nach logischen Regeln vollziehen, doch ist die Bedeutung von Yin und Yang umso mehr der unmittelbaren Erfahrung, dem intuitiven Verständnis, zugänglich.

Akupunkturmeridiane

Nach traditionell chinesischer Vorstellung ziehen 14 untereinander verbundene Linien netzartig über die Körperoberfläche des Menschen. Aufgrund ihrer Ähnlichkeit mit dem Koordinatennetz der Erde bezeichneten französische Missionare und portugiesische Seefahrer diese Linien als Meridiane.

Alle Meridiane, die an der Außen- und Rückseite des Körpers verlaufen, sind Yang-Meridiane. Alle Meridiane, die an der Körperinnen- und -vorderseite verlaufen, sind Yin-Meridiane. 12 der 14 Meridiane stehen jeweils paarig in Verbindung mit 12 inneren Organen: die Yang-Meridiane mit den Yang-Organen Dünndarm, Magen, Dickdarm, Blase, Gallenblase und dem dreifachen Erwärmer (Sanjiao) sowie die Yin-Meridiane mit den Yin-Organen Herz, Milz/Pankreas, Lunge, Niere, Leber und Herzbeutel (Perikard). Die Yang-Organe sind Hohlorgane und werden als Fu-Organe bezeichnet, die Yin-Organe sind solide Organe und werden als Zhang-Organe bezeichnet.

▼ Die Yang-Meridiane am Arm – von links nach rechts: Dickdarm, Sanjiao und Dünndarm.

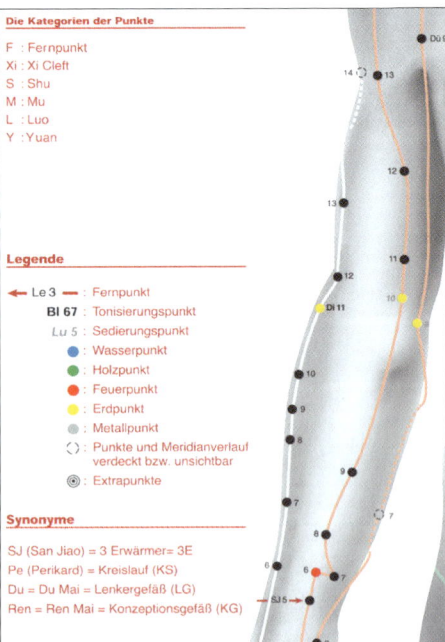

Die Kategorien der Punkte

F : Fernpunkt
Xi : Xi Cleft
S : Shu
M : Mu
L : Luo
Y : Yuan

Legende

← Le 3 → : Fernpunkt
Bl 67 : Tonisierungspunkt
Lu 5 : Sedierungspunkt
● : Wasserpunkt
● : Holzpunkt
● : Feuerpunkt
● : Erdpunkt
● : Metallpunkt
〈 〉 : Punkte und Meridianverlauf verdeckt bzw. unsichtbar
◉ : Extrapunkte

Synonyme

SJ (San Jiao) = 3 Erwärmer= 3E
Pe (Perikard) = Kreislauf (KS)
Du = Du Mai = Lenkergefäß (LG)
Ren = Ren Mai = Konzeptionsgefäß (KG)

Wichtig

Auf den Energiefluss im Körper einwirken

In den Meridianen fließt die Lebensenergie Qi; sie gelangt an die rund 700 auf den Meridianen gelegenen Akupunkturpunkten an die Körperoberfläche. Hier kann der Energiefluss des Meridians und des zugehörigen Organs durch die Akupunktur beeinflusst werden.

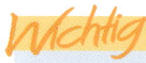

Die drei Umläufe

Die 12 Meridiane bilden drei Umläufe. Zu jedem Umlauf gehören zwei Yin- und zwei Yang-Meridiane. Als Beispiel verfolgen wir hier den ersten Umlauf mit seinen vier Meridianen.

Die Existenz der Meridiane physiologisch nachzuweisen ist bisher noch nicht gelungen. Doch empfinden viele Patienten bei der Akupunktur ein ausstrahlendes Wärme- oder Druckgefühl, das De-Qi-Gefühl, exakt entlang des Meridianverlaufs, das so genannte PSC (Propagated Sensation along the Channel).

Der erste Umlauf beginnt mit dem Yin-Meridian Lunge. Ausgehend vom ersten Punkt unterhalb des Schlüsselbeins zieht der Meridian über Achsel und Unterarm zum inneren Nagelwinkel des Daumens. Von dort fließt das Qi zum Dickdarmmeridian, einem Yang-Meridian, der an der Zeigefingerspitze beginnt und über die Außen- und Streckseite von Unter- und Oberarm über Schulter und Hals zum Gesicht zieht.

Der nächste Meridian ist der Magenmeridian – wieder ein Yang-Meridian. U-förmig zieht er vom unteren Augenlid zum Haaransatz; ein weiterer Ast verläuft vom Gesicht über den Hals zur Mitte des Schlüsselbeins und weiter auf der Vorderseite des Körpers über Brustkorb und Bauch zur Streckseite des Oberschenkels und Unterschenkels bis zur 2. Zehe.

Zuletzt gelangt die Energie in den Milz/Pankreas-Meridian, der am inneren Nagelwinkel der Großzehe entspringt und hinter dem inneren Sprunggelenksknöchel über die Innenseite von Unter- und Oberschenkel bis zum Bauch und seitlichen Brustkorb zieht.

Organe und Meridianverlauf

Vergleicht man die einzelnen Meridiane gleicher Polarität miteinander, so beobachtet man, dass sie an Arm und Bein analog verlaufen. Der Yin-Meridian Lunge zieht zum Daumen, der Milz/Pankreas-Meridian entspringt an der Großzehe. Der Yang-Meridian Dickdarm zieht über die Außenseite des Ellbogen- und die Vorderseite des Schultergelenks; der Yang-Meridian Magen zieht über die Außenseite des Knie- und die Vorderseite des Hüftgelenks.

Diese Ähnlichkeit im Meridianverlauf hat große therapeutische Konsequenzen, da man besonders bei akuten Erkrankungen häufig Punkte von ähnlichen Meridianen zur Behandlung auswählt. Deshalb wird bei der akuten Schultersteife, einer Erkrankung im Bereich des Dickdarmmeridians, ein Punkt des Magenmeridians, Magen 38, stimu-

liert. Allein durch diesen von der Schulter sehr weit entfernt gelegenen Punkt erzielt man in nahezu zwei Dritteln der Fälle eine sofortige – und meist bleibende – Schmerzlinderung.

Organe und Meridianverlauf an Arm und Bein

Yang-Organe	Meridianverlauf	Yin-Organe	Meridianverlauf
Dickdarm	Arm außen	Lunge	Arm innen
Magen	Bein, Kopf außen	Milz/Pankreas	Bein innen
Dünndarm	Arm außen	Herz	Arm innen
Blase	Rücken, Bein außen	Niere	Bein innen
Sanjiao	Arm außen	Perikard	Arm innen
Gallenblase	Flanke, Bein außen	Leber	Bein innen

Akupunkturpunkte

Je nach Zählweise werden um die 350 Akupunkturpunkte auf den 14 Meridianen gezählt. Die Anzahl der Punkte pro Meridian ist unterschiedlich. So zählt man auf dem Herzmeridian zum Beispiel 9, während der Blasenmeridian 67 Akupunkturpunkte hat: Er ist der längste Meridian des Körpers.

Viele der Punkte liegen auf markanten Körperstellen. So findet man den Punkt Yintang genau über der Nasenwurzel. Er wird als lokal wirksamer Punkt bei Stirnkopfschmerzen und bei Schnupfen gegeben und führt innerhalb weniger Minuten zur Abschwellung der Nasenschleimhäute. Nicht alle Akupunkturpunkte werden gleich häufig eingesetzt, manche sticht man nur sehr selten, manche bei fast jeder Sitzung.

❚ Der Punkt Du 20 Baihui ist einer der am meisten gegebenen Punkte. Er liegt auf der Mitte des Schädeldachs. Hier am obersten Pol des Körpers können alle Yang-Meridiane gleichzeitig angesprochen werden.

Somit hat dieser Punkt am extremsten Yang-Pol des Körpers eine allgemein ausgleichende und beruhigende Wirkung auf das gesamte Yang des Körpers,

er wird deshalb von vielen Akupunkturärzten zu Beginn der Behandlung gestochen.

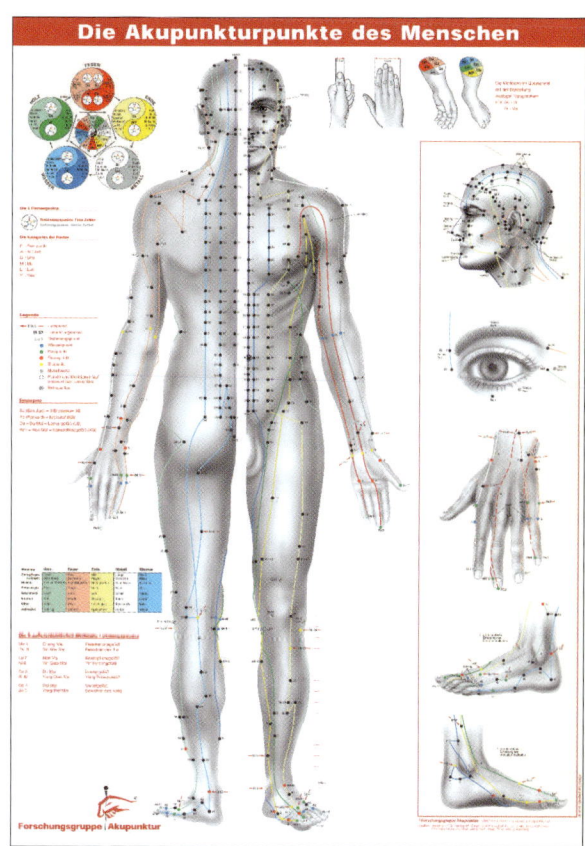

▲ Die Akupunkturpunkte des Menschen (siehe Bildtafel auf Seite 186–187)

Ah-Shi-Punkte

Neben den Punkten auf den Akupunkturmeridianen gibt es auch noch solche, die keinem Meridian zugeordnet werden. Besonders wichtig sind hier die Ah-Shi-Punkte. Ah Shi bezeichnet lautmalerisch spontan druckempfindliche Punkte. Man findet sie häufig bei muskulären Verspannungen im Nackenbereich, wo sie eine der Ursachen hartnäckiger Kopfschmerzen sein können.

Punktlokalisation

Punkte, die nicht so leicht zu lokalisieren sind, findet man mithilfe einer proportionalen Messtechnik. Hierzu bedient man sich der Breite des Daumenendgliedes, idealerweise des Daumenendgliedes des Patienten, da dieses zur gesamten Körpergröße des Patienten in einem bestimmten Verhältnis steht. Das Maß wird Cun genannt, und die Lage vieler Akupunkturpunkte wird mithilfe dieses Maßes beschrieben.

Manche Akupunkturärzte nutzen auch die Tatsache, dass Akupunkturpunkte einen gegenüber der übrigen Haut um 90 % verminderten Hautwiderstand aufweisen, zur Punktlokalisation. Sie suchen die entsprechenden Körperareale mit einem elektrischen Punktsuchgerät ab. Allerdings wenden erfahrene Ärzte die Methode im Allgemeinen nur bei der Ohrakupunktur an, da hier die Punkte sehr eng nebeneinander liegen.

Zuweilen lassen sich Akupunkturpunkte auch als Verhärtungen oder teigige Schwellungen in der Haut ertasten; sie können bei Erkrankungen des Meridians oder Organs sogar druckempfindlich werden. Ein typisches Beispiel hierfür sind die Alarm- oder Mu-Punkte, die alle auf der Vorderseite des Rumpfs liegen.

So findet man bei Asthmatikern häufig einen Druckschmerz über dem Alarmpunkt der Lunge, Lunge 1 Zhongfu; er liegt in der Vertiefung 1 Cun unterhalb des Schlüsselbeines, 6 Cun seitlich des Brustbeines.

Tipp

Schnelle Hilfe bei Übelkeit und Erbrechen

Den Punkt Perikard 6 Neiguan 2 Cun findet man körpernah von der beugeseitigen Handgelenksfalte, genau zwischen den beiden Handbeugesehnen. Dieser Punkt wirkt besonders bei Übelkeit und Erbrechen, und häufig genügt hier schon eine kräftige Druckmassage (Akupressur), um die gewünschte Wirkung zu erzielen.

Stichtechnik und Akupunkturnadeln

Die Wirkung eines Punktes hängt wesentlich von der angewandten Stichtechnik ab. Durch eine starke Stimulation der Nadel – hier erfolgt ein schnelles Drehen bei gleichzeitiger Auf- und Abbewegung – erreicht man eine Sedierung der Meridian- oder Organenergie. Diese Stimulationstechnik wendet man eher bei akuten Erkrankungen an, bei denen in den meisten Fällen eine Energiefülle vorliegt, und oft bessern sich die Beschwerden noch während der Akupunkturbehandlung.

Bei chronischen Erkrankungen herrscht dagegen meist ein Qi-Mangel in den betreffenden Meridianen und Organen. Um in diesem Fall das Qi zu stärken oder zu tonisieren, sticht man besonders dünne Nadeln, die man ohne weitere Stimulation mindestens 20 Minuten liegen lässt.

Auch die Stichtiefe ist von Bedeutung. Sie ist von Punkt zu Punkt unterschiedlich und reicht von wenigen Millimetern, also der Durchdringung der Hautoberfläche, bis zu 8–10 cm bei Punkten am Rücken oder Gesäß. Bei richtiger Stichtechnik ist der Einstich in einen Akupunkturpunkt nicht schmerzhaft. Häufig spürt der Patient lediglich ein sich um den Punkt herum ausbreitendes Wärme- und Druckgefühl, das De-Qi-Gefühl. De-Qi bedeutet »ankommende Energie«. Diese Empfindung ist für den therapeutischen Erfolg in der Regel unabdingbar.

▼ Stich- und Stimulationstechnik am Fuß

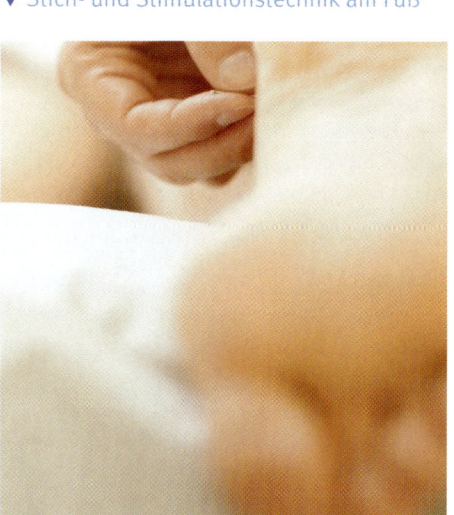

Wichtig

Die Qualität der Nadeln trägt zum Behandlungserfolg bei

Akupunkturnadeln sollten aus rostfreiem Stahl gefertigt sein, eine spezielle Schliff- und Beschichtungstechnik sorgt für einen schmerzfreien Einstich. Heute sollten nur noch Einmalnadeln verwendet werden. Dies schließt eine Infektionsgefahr aus. Achten Sie darauf beim Arzt.

Diese Akupunkturpunkte sollten Sie kennen

Folgende Akupunkturpunkte sind besonders wichtig und werden oft vom Arzt angewandt. Schon durch eine Massage der Punkte, also durch Akupressur, lässt sich eine – wenn auch im Vergleich zur Akupunktur wesentlich geringere – Wirkung erzielen, sodass man diese Punkte selbst kurzfristig einsetzen kann.

Häufig angewandte Akupunkturpunkte

Dickdarm 1 (Shangyang)**:** 2 mm hinter und seitlich des dem Daumen zugewandten Nagelwinkels des Zeigefingers.

Wichtigste Anwendung für die Akupressur sind Zahnschmerzen.

Dickdarm 4 (Hegu)**:** Wird der Daumen gegen die Hand angespreizt, liegt dieser Punkt am höchsten Punkt des Muskelwulstes zwischen Daumen und Zeigefinger.

Bei Akupunktur hat dieser Punkt eine auf den ganzen Körper sich ausdehnende schmerzlindernde Wirkung. Zusätzlich wird er bei Verdauungsstörungen sowie Erkrankungen im Bereich des Dickdarmmeridians gestochen.

Durch Akupressur dieses Punkts lassen sich leichte Kopfschmerzen behandeln.

Perikard 6 (Neiguan)**:** Auf der Beugeseite des Unterarms, 2 Cun (also 2 Daumenbrei-ten) entfernt von der Handgelenksbeugefalte, zwischen den Beugesehnen gelegen.

Dieser Punkt wirkt besonders auf Organe des Oberbauchs.

Für die Akupressur eignet er sich zur Behandlung von Übelkeit und Erbrechen.

Du 26 (Renzhong)**:** Der Punkt befindet sich am Übergang vom oberen zum mittleren Drittel der Nasen-Lippen-Falte.

Gestochen wird er bei akutem Kreislaufkollaps und plötzlichen Krampfzuständen, wie bei der Epilepsie.

Die Akupressur muss hier sehr kräftig ausgeführt werden, dann kann man einen Kreislaufkollaps schnell beheben und einen nicht zu ausgeprägten epileptischen Anfall unterbrechen.

Yintang: Zwischen den Augen, genau über der Nasenwurzel gelegen.

Neben seiner Bedeutung für die Behandlung von Stirnkopfschmerzen wird dieser Punkt bei Erkrankungen gestochen, die mit einer Beteiligung der Nase einhergehen.

Eine verstopfte Nase lässt sich durch kräftige Akupressurmassage bessern.

Taiyang: In der Mulde 1 Cun seitlich des äußeren Augenwinkels gelegen.

Ein wichtiger Kopfschmerzpunkt, den man mit Akupressur bei Schläfenkopfschmerz leicht massieren sollte.

Die 5 Elemente und die chinesischen Syndrome

Als gute Naturbeobachter bemerkten die Taoisten, dass ein wesentliches Prinzip allen natürlichen Vorgängen zugrunde liegt: das Prinzip dynamischer zyklischer Abläufe. Sie beobachteten Veränderungen in der Natur, die immer wieder zu ihrem Ausgangspunkt zurückfinden. Um diese kreisförmigen Veränderungen zu beschreiben, entwickelten sie das System der 5 Elemente, auch das System der 5 Wandlungsphasen genannt.

Phase des Todes Yin. Yin und Yang betonen eher den polaren Charakter, während die 5 Elemente mehr dem zyklischen Verlauf gerecht werden.

▌ Die Bezeichnung »5 Elemente« entstand, weil sich die Chinesen bei ihrer Beschreibung der Elemente bedienten, die sie in ihrer Umwelt vorfanden – und das sind Holz, Feuer, Erde, Metall und Wasser.

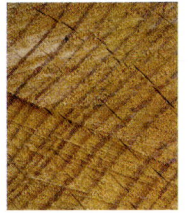 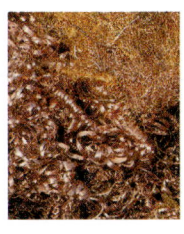 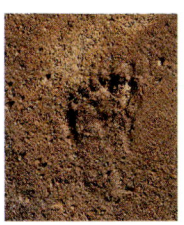 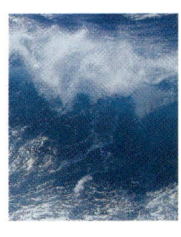

▲ Holz ▲ Feuer ▲ Metall ▲ Erde ▲ Wasser

Die Kreisläufe in der Natur machen bestimmte Phasen durch, wie Frühling, Sommer, Spätsommer, Herbst und Winter. Diese Phasen finden sich auch in allen Naturprozessen; so gibt es die Phase der Geburt, der Kindheit, der Jugend, des Erwachsenen- und des Greisenalters. Alle Phasen lassen sich auch durch die Symbole Yin und Yang beschreiben, so ist die Phase der Geburt Yang und die

Dabei darf der Begriff »Element« nicht suggerieren, dass es sich um feste, abgegrenzte Einheiten handelt, vielmehr sind es Symbole für einen momentanen energetischen Zustand im Gesamtkreislauf natürlicher Vorgänge. Die Erde als nährendes Element, ohne das sich alle anderen Elemente nicht entwickeln können, stellt das Zentrum dar. Das Holz symbolisiert alles Werdende, Kreative,

Sichentwickelnde. Das Feuer ist Höhepunkt aller Entwicklung, der zu einem Teil auch schon die Möglichkeit des Niedergangs in sich birgt. Das Metall ist das Element der Härte, Schwere und der Tendenz des Fallenden, des In-sich-Zusammensinkenden, Sichverschließenden und Konzentrierenden. Vollständig wird dieser Zustand im Element Wasser erreicht: Es ist kalt, dunkel (in der Farbe des Ozeans) und tief.

Zuordnungen

Den Elementen haben die Chinesen entsprechende Erscheinungen in der Natur zugeordnet. So gehört zum Element Holz die Jahreszeit Frühling als Jahreszeit des Wachstums. Zum Feuer gehört der Sommer, die Jahreszeit der Vollendung des Wachstums, der Blüte und auch der Hitze. Zur Erde gehört die Jahreszeit des Spätsommers, die Zeit der Reife und der frühen Ernte. Das Metall repräsentiert die Zeit des Herbstes, die Zeit der bereits geernteten Felder. Schließlich das Wasser: Es symbolisiert den Winter, die Zeit der Kälte, der Stille und der Besinnung.

Weiterhin sind den Elementen, außer den Jahreszeiten und den Farben, auch bestimmte Gefühle zugeordnet. So gehört zum Holz der Schaffensdrang, ein Impuls, der, wenn er gebremst wird, zu Zorn und Wut führt. Zum Feuer gehört die Freude, zur Erde die Empfindung des Mitgefühls, der Sympathie und der Sorge um andere Menschen. Das Metall symbolisiert Nachdenklichkeit und Trauer. Das Wasser Furcht und Angst.

Unter den einzelnen Kategorien der 5 Elemente werden jeweils Erscheinungen zusammengefasst, die ähnliche qualitative Eigenschaften besitzen. Viele dieser Zuordnungen kann man nicht logisch überprüfen, sie sind aber dem intuitiven Verständnis und der unmit-

Wichtig

5 Elemente – 12 Organe

Ihre besondere Bedeutung für die Chinesische Medizin erhalten die 5 Elemente aber erst durch das Einbeziehen der 12 Organe. Zum Holz gehören das Yin-Organ Leber und das Yang-Organ Gallenblase, zum Feuer gehören das Yin-Organ Herz und das Yang-Organ Dünndarm (sowie Perikard und der so genannte dreifache Erwärmer »Sanjiao«), zur Erde das Yin-Organ Milz/Pankreas und das Yang-Organ Magen, zum Metall das Yin-Organ Lunge und das Yang-Organ Dickdarm und zum Wasser das Yin-Organ Niere und das Yang-Organ Blase.

telbaren Lebenserfahrung umso zugänglicher. Allein unsere Umgangssprache gibt hierfür viele Hinweise.

Sprichwörtlich betrachtet

So sagen wir zum Beispiel, dass einem wütenden Menschen »eine Laus über die Leber gelaufen sei«, und stellen damit die Beziehung zwischen der Emotion Wut und dem Organ Leber in der gleichen Weise her wie die Chinesen. Redewendungen wie »das Herz springt vor Freude«, man »tanzt vor Freude um das Feuer«, ein »warmherziger« Mensch oder ein Mensch von »feurigem« Tempe-

▼ Jede Emotion wirkt sich auf die Organe aus.

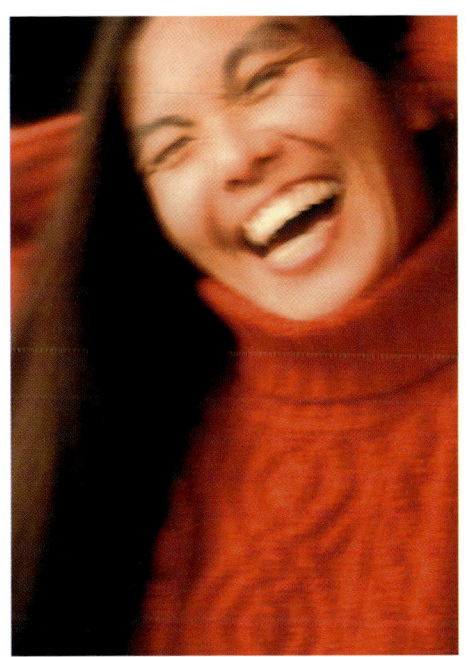

rament oder »feurigem« Geist beinhalten Assoziationen, die im Element Feuer von den Chinesen beschrieben werden. Weiterhin gibt es das Sprichwort: »Liebe geht durch den Magen.« Entsprechend der Chinesischen Medizin wird hier die Verbindung zwischen Sympathie und Magen im Erdelement betont.

Thomas Mann beschreibt in seinem Roman *Der Zauberberg* die beklemmende Atmosphäre in einem Tuberkulosesanatorium, in dem lungenkranke Menschen traurig dahinvegetieren. Dass die Organe Blase und Niere dem Wasserelement zuzurechnen sind, ist leicht nachvollziehbar. Wenn wir davon sprechen, dass jemand vor Furcht zittert oder sogar friert – Wasser ist kalt – oder »sich gar in die Hosen macht«, so wissen auch wir von der Verbindung von Angst und Niere im Wasserelement.

Beschäftigt man sich näher mit diesen Entsprechungsreihen, so findet man verblüffende Zusammenhänge, beispielsweise den zwischen Niere, Knochen, Ohr und der Farbe Schwarz. Auf den ersten Blick mag dies unverständlich scheinen. Doch wissen wir aus der Medizin, dass Patienten mit einer chronischen Niereninsuffizienz durch die Einlagerung spezieller Salze in die Haut eine dunkle Hautfarbe bekommen und dass ihre Knochen brüchig werden, da nicht mehr genügend Kalk eingelagert wird. Auch vermindert sich häufig die Hörfähigkeit.

Die wechselseitige Beeinflussung

Um die Veränderungen der einzelnen energetischen Phasen in den 5 Elementen darzustellen, entwickelten die Chinesen die verschiedenartigsten Theorien über die Beeinflussung der Elemente untereinander.

▌ Die zwei wichtigsten Theorien wechselseitiger Beeinflussung sind für die Medizin der fördernde oder Sheng-Zyklus und der hemmende oder Ko-Zyklus.

Der fördernde Zyklus beschreibt, wie aus dem Element Holz, durch Feuer zu Asche verwandelt, die Erde entsteht, in der man Erz findet, aus dem wiederum Metall gegossen werden kann. Aus dem Erzgestein mag das Wasser herausfließen, und ohne Feuchtigkeit kann aus der Erde kein neues Leben entstehen, keine Pflanzen, folglich also auch kein Holz.

Die hemmenden Vorgänge in der Natur lassen sich ebenso gut mit den 5 Elementen darstellen: Das Holz wächst aus der Erde hervor und entzieht der Erde Mineralstoffe. Die Erde dämmt das Wasser ein oder saugt es auf. Das Wasser löscht das Feuer und das Feuer schmilzt das Metall. Schließlich zerstört das Metall – wie die Axt den Baum – als härteres Element das Holz.

Im Kreislauf der Organe

Was hier für die 5 Elemente im Allgemeinen gilt, gilt natürlich auch für sämtliche Glieder der Entsprechungsreihe. So fördern sich die Organe unseres Körpers in gleicher Weise wechselseitig. Eine energetische gesunde Leber nährt das Herz, wie die Chinesen sagen. Das Herz sorgt, wenn es im energetischen Gleichgewicht ist, für das Wohlergehen von Milz/Pankreas und Magen. Diese Organe wiederum nähren die Lunge und den Dickdarm, Letztere schließlich Niere und Blase.

▌ Entsteht in diesem Kreislauf ein Stau, zum Beispiel durch eine Blockade des Energieflusses Qi oder durch eine Erkrankung eines Organs, tritt in diesem Organ ein Energiemangel auf. Dies bewirkt im gesamten Kreislauf ein energetisches Ungleichgewicht.

Ist der Energiefluss der Leber zum Herzen blockiert, so mag in der Leber eine Qi-Fülle entstehen, das heißt ein Übermaß an Lebensenergie, was sich eventuell durch Kopfschmerzen äußert, wogegen es dem Herz zum gleichen Zeitpunkt an Qi mangeln kann. Ist ein Organ chronisch erkrankt, zum Beispiel die Niere, dann kann es im folgenden Organ, zum Beispiel in der Leber, zu einer Energieleere kommen.

Syndrome

Noch wichtiger, insbesondere bei der Diagnostik und Therapie von organbezogenen Erkrankungen, sind die chinesischen Syndrome. Hierunter versteht man Muster von Symptomen, Befindensstörungen und Erkrankungen, die häufig gleichzeitig auftreten. Diese Muster weisen auf eine energetische Störung hin, meist der inneren Organe.

So sind für Erkrankungen des Bewegungsapparats Syndrome der Organe Niere, Leber und Milz/Pankreas von Bedeutung. Dies erklärt sich aus der Zuordnung dieser Organe zu für den Bewegungsapparat wichtigen Körperstrukturen: Niere ist dem Knochen zugeordnet, Leber dem Muskel und Sehnengewebe und Milz/Pankreas dem Bindegewebe. Syndrome der Lunge und des Herzens spielen vor allem bei internistischen Erkrankungen wie Herzrhythmusstörungen, Schlafstörungen, chronischer Bronchitis, Allergie und Asthma eine Rolle.

Vielfältige Syndrommuster

Beispiel für ein chinesisches Syndrommuster, das sich häufig bei chronischem Kreuzschmerz findet, ist die Kombination von breitflächigem Rückenschmerz, Kniegelenkschmerz mit Schwellung der Gelenke, Verschlechterung der Beschwerden durch Feuchtigkeit, Kälte und Ruhe, Besserung durch leichte Bewegungen und Wärme, allgemeiner Antriebsschwäche, kalten Extremitäten, insbesondere kalten Füßen, Hörstörungen, Tinnitus, Schwindel, verminderter sexueller Lust. Nicht immer müssen alle Einzelsymptome bei diesem als »Nieren-Yang-Schwäche mit Milz/Pankreas-Nässe« bezeichneten Syndrom gleichzeitig vorhanden sein.

Ein anderes Syndrom, die Herz-Yin-Schwäche, kann sich äußern durch Herzstolpern, Schlafstörungen, blasses Gesicht mit etwas geröteten Wangen, einer roten spitzen Zunge, leichtem

Gut zu wissen

Syndromdiagnostik

Symptome müssen nicht durch bestimmte anatomische Veränderungen der Organe verursacht sein. Somit ermöglichen die Syndrome eine Diagnostik und Therapie bei Erkrankungen auch dann, wenn die anatomische Ursache unklar ist. Syndrome zu erkennen ist besonders bei der Therapie innerer Erkrankungen wichtig. Die Syndromdiagnostik ist schwierig und wird nur von wenigen Ärzten beherrscht. Sie erfordert eine ausführliche chinesische Diagnostik. Hierzu gehört die klinische Diagnostik ebenso wie die Zungen- und Pulsdiagnostik.

Wärmegefühl des Kopfes, vielleicht auch der Hände, Schreckhaftigkeit, Vergesslichkeit und eventuell Fadenrisse der Gedanken. Übrigens: Wenn jemand

mehrere Nächte nicht geschlafen hat wie bei Schichtdienstarbeiten, kann er Teile dieses Syndroms bei sich selbst beobachten.

Diagnostik und Therapie des energetischen Zustands

Energiefülle oder Energieleere im einzelnen Element lässt sich mithilfe der Entsprechungsreihen meist gut diagnostizieren (siehe Tabelle Seite 48). So können die charakteristischen Emotionen verändert sein. Ein Mensch kann keine Freude mehr empfinden, wenn ihm Qi-Energie im Feuerelement fehlt. Vielleicht bevorzugt er süße Speisen, um die Verdauungsorgane Magen und

▼ Punktauswahl nach den 5 Elementen.

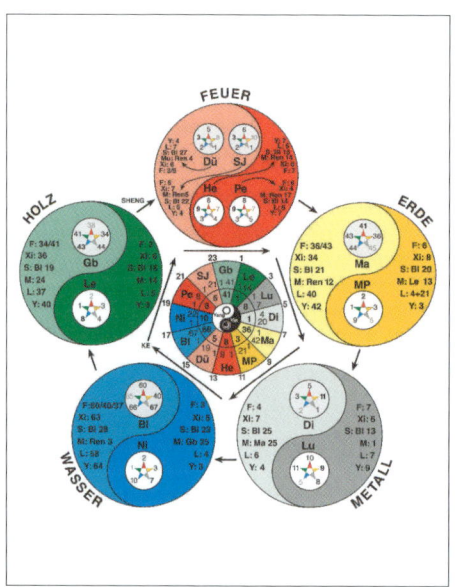

Milz/Pankreas zu stärken, deren energetische Schwäche häufig mit übertriebener Sorge einhergeht. Seine Beschwerden treten vornehmlich im Frühling auf oder werden durch Zugluft bedingt, was auf eine Störung im Holzelement hinweist. Nimmt man hierzu noch die Zungen- und die Pulsdiagnose, die ihrerseits Hinweise auf spezifische Störungen in den einzelnen Organen und Elementen geben, so kann eine chinesische Diagnostik sehr genaue Aussagen über den energetischen Zustand der einzelnen Elemente machen. Dann versteht man leicht, dass die unterschiedlichsten Symptome mit der Theorie der 5 Elemente auf einen »energetischen Nenner« gebracht werden können.

Aufgabe des Akupunkturarztes ist es, bei einem gestörten Gleichgewicht die Energiebalance in den 5 Elementen wieder herzustellen. Hierzu bedient er sich spezieller Akupunkturpunkte, die Beziehung zu den einzelnen Elementen aufnehmen.

▮ Zwölf Meridiane besitzen einen Holz-, Feuer-, Erde-, Metall- und Wasser-

Zuordnungen zu den 5 Elementen

	Holz	Feuer[1]	Erde	Metall	Wasser
Yin-Organe	Leber	Herz	Milz	Lunge	Niere
Yang-Organe	Gallen-blase	Dünndarm	Magen	Dickdarm	Blase
Sinnes-organe	Augen	Zunge	Mund	Nase	Ohren
Körper-schichten	Muskel und Sehnen	Blutgefäße	Binde-gewebe (Fleisch)	Haut/Haare	Knochen
Emotionen	Zorn	Freude	Mitgefühl	Traurig-keit	Furcht
Geschmack	sauer	bitter	süß	scharf	salzig
stimmlicher Ausdruck	rufen	lachen	singen	weinen	stöhnen
Farben	Grün	Rot	Gelb	Weiß	Schwarz
Jahreszeit	Frühling	Sommer	Spät-sommer	Herbst	Winter
klimatische Faktoren	Wind	Sommer-hitze	Feuchtig-keit	Trocken-heit	Kälte
Richtung	Osten	Süden	Mitte	Westen	Norden
Entwick-lungsstufen	Geburt	Wachstum	Wandlung	Ernte	Samm-lung

[1] Zu den Organen des Feuerelements gehören auch Perikard und Sanjiao.

punkt. Je nachdem, ob man diesen Punkt in beruhigender (sedierender) oder stärkender (tonisierender) Weise sticht und stimuliert, kann man Energie zu den entsprechenden Elementen hin- oder von diesen ableiten.

Das System der 5 Elemente ist eher philosophisch als wissenschaftlich fundiert. Freilich sollte man nicht vergessen, dass es wie andere chinesische Erfahrungen den Schatz jahrtausendelanger Naturbeobachtung beinhaltet. Als therapierender Arzt gewinnt man die schlüssigen Einsichten in den Zusammenhang einzelner Symptome und erlebt bei der Behandlung der Beschwerden die erstaunlichsten Erfolge.

Eine Akupunkturbehandlung nach den Regeln der 5 Elemente wird jedoch nicht immer und nicht immer als Erstes eingesetzt. Viele Erkrankungen lassen sich ohne Rückbezug auf diese Theorie behandeln.

Prädestiniert für eine Akupunktur nach der Theorie der 5 Elemente sind jedoch innere Beschwerden mit Funktionsstörungen unterschiedlicher Organe, Erkrankungen, die mit psychischen Veränderungen einhergehen oder zu bestimmten Jahreszeiten regelmäßig, dagegen zu anderen Jahreszeiten niemals auftreten, sowie Funktionsstörungen, die den gesamten Menschen in seiner Umwelt erfassen, ohne sich dabei auf die Erkrankung eines einzigen Organs zu reduzieren.

Chinesische Diagnostik

Vor jeder Akupunkturtherapie steht zunächst eine gründliche schulmedizinische Diagnostik, die entscheidet, ob der Patient mit schulmedizinischen Methoden therapiert werden muss. Gerade funktionelle Erkrankungen, die eher durch Funktionsstörungen der Organe als durch organisch-anatomische Veränderungen bedingt sind, lassen sich jedoch oft nur unzureichend mit Methoden der westlichen Medizin therapieren und eignen sich gut für die Akupunktur. Allerdings hat vor jeder chinesischen Therapie auch eine eingehende chinesische Diagnostik zu erfolgen. Hierzu gehören im Wesentlichen die klinische Diagnostik, die Zungendiagnose und die Pulsdiagnose.

Die Chinesische Medizin ist eine energetische Medizin. Dies gilt für alle chinesisch-traditionellen Therapieformen, ob nun Akupunktur, Moxibustion, Heilkräutermedizin oder Ernährungstherapie: Stets versucht man, das Energieungleichgewicht in den einzelnen Meridianen oder Organen auszugleichen.

▌ Mit der chinesischen Diagnostik ist man in der Lage, sich ein genaues Bild vom Ungleichgewicht der Lebensenergie Qi im Menschen, der Ursache für die Krankheit, zu verschaffen.

Häufig sind diese Energieverschiebungen sehr gering und deuten erst auf eine mögliche Erkrankungsbereitschaft hin: Der Mensch ist scheinbar noch gesund. Aber schon in diesem Stadium würde eine chinesische Therapie beginnen. Ein altes chinesisches Sprichwort sagt: »Eine Krankheit erst dann zu behandeln, wenn sie ausgebrochen ist, ist wie einen Brunnen zu graben, wenn man bereits Durst hat.«

Fülle (Shi) und Leere (Xu)

Fülle- und Leerezustand sind in der Chinesischen Medizin zwei übergreifende diagnostische Kriterien. Der energetische Zustand des Patienten vor der Behandlung hat wesentlichen Einfluss auf die Akupunkturtherapie. Deshalb versucht der chinesische Arzt, zuerst einen Gesamteindruck davon zu erlangen: Leidet der Patient an einer akuten Erkrankung mit Qi-Fülle? Oder herrscht ein chronischer Zustand vor, der meist einen Qi-Mangel aufweist?

Mit allen Lebensäußerungen drückt ein Mensch seinen momentanen energetischen Zustand aus: durch Haltung und Bewegung, Sprache und Gestik, Gedankenfluss und Mimik. Hält er sich gebückt, schlaff oder übertrieben kerzengerade, verspannt? Setzt er sich in eine schützende Ecke, meidet er Blickkontakt und spricht mit verhaltener Gestik oder läuft er theatralisch gestikulierend durch den Raum? Spricht er leise, fast unverständlich oder zu laut? Ist der Redefluss stockend oder zeigt er Gedanken- und Ideenflucht?

Einige typische Fülle- und Leeresymptome

Fülle-(Shi-) Symptome	Leere-(Xu-) Symptome
Forscher Gang	Zögerlicher Gang
Aufrechte Haltung	Gebeugte Haltung
Laute Stimme	Leise Stimme
Bluthochdruck	Niedriger Blutdruck
Aktivität	Abgeschlagenheit
Schlafstörungen	Schlafbedürfnis, leichte Ermüdbarkeit
Vermehrte Hautdurchblutung	Verminderte Hautdurchblutung

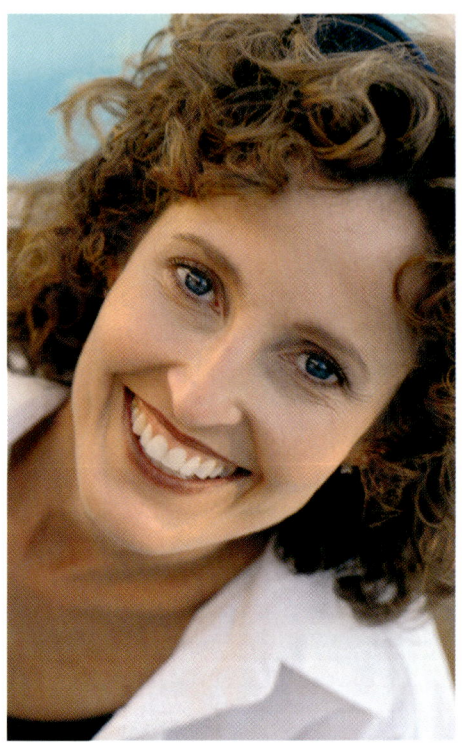

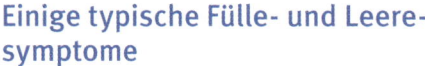
▲ Lachen fördert positive Energie.

Wichtig in der chinesischen Diagnostik sind auch die Augen. Ihren Glanz bezeichnen die Chinesen als Shen. Er ist das Zeichen der psychischen und geistigen Kraft des Menschen. Sind die Augen stumpf oder glänzen sie? Wölben sie sich vor oder liegen sie wie dunkle Höhlen im Gesicht?

All diese Eindrücke erlauben einen ersten Überblick, ob es sich bei einer Erkrankung eher um einen Füllezustand oder einen Leerezustand des Qi handelt.

Außen (Biao) und Innen (Ben)

Weiterhin ist zu entscheiden, ob sich die Krankheit noch an der »Oberfläche«, das heißt im Bereich der Haut, des Bindegewebes und der Muskeln, äußert oder ob sie bereits in die tiefer liegenden Organe eingedrungen ist. So beginnt Grippe meist mit Muskelschmerzen, Nackenverspannungen und allgemeinen Gliederschmerzen. Dies sind typische Erscheinungen für die Erkrankung der äußeren Schicht. Zur Therapie wählt man Punkte, die auf den durch die schmerzenden Körperareale ziehenden Meridianen liegen.

■ Solange nur die äußeren Schichten des Körpers betroffen sind, lässt sich die Erkrankung noch relativ schnell heilen.

Wartet man aber und hat der Körper nicht genügend Abwehrenergien, dringt die Krankheit in die Tiefe. Die Nase beginnt zu jucken, dann sondert sie Nasensekret ab, der Patient bekommt Schnupfen, anschließend einen trockenen Hals, dann Husten und schließlich schleimigen Auswurf. Das Fieber steigt, und der Patient wird bettlägerig. Die Stadien zeigen, wie die Krankheit von außen nach innen dringt und schließlich die Lunge und das ihr zugeordnete Sinnesorgan, die Nase, angegriffen hat.

Hitze (Re) und Kälte (Han)

Als dritte polare Kategorie ist die Hitze- oder Kältesymptomatik zu überprüfen. Hitzesymptome sind Yang-Symptome und finden sich meist bei akuten Erkrankungen. Fieber und vermehrtes Schwitzen sind typische Hitzesymptome; dazu kommen eventuell gelber konzentrierter Urin und verstärkter Durst. Meist sind Hitzesymptome bei akuten Allgemeinerkrankungen durch äußere Störungen wie Infektion, Erkältung, Überlastung bedingt. Sie finden

sich aber auch bei akuten lokalen Entzündungen, hier mit Schwellung und Druckempfindlichkeit einhergehend wie bei akutem Abszess oder akuter Gelenkentzündung.

Kältesymptome begleiten eher chronische Erkrankungen. Im Vergleich zur akuten Gelenkentzündung bleibt zwar die Schwellung, aber sie ist teigig, weniger druckempfindlich und weist gegenüber der Umgebung keine erhöhte

Schnelle Hilfe durch Moxibustion

Chronische Kreuz- und Gelenk-schmerzen zeigen häufig Kältezei-chen. Nicht nur Bewegung, sondern auch direkte Wärme hilft. Sprechen Sie Ihren Arzt an: Hier sollte in der Akupunktur Moxibustion, das Erhitzen von Akupunkturpunkten, eingesetzt werden, um für rasche Linderung zu sorgen.

Hauttemperatur und keine Rötung auf. Weitere Kältesymptome sind häufiges Frieren, kalte Hände und Füße, unter Umständen Muskelverspannungen im Lendenbereich.

Die Unterscheidung zwischen Hitze- und Kältesymptomen ist deshalb so wichtig, weil sie jeweils völlig unter-schiedlich behandelt werden. Wendet man bei Kältesymptomen eher nahe gelegene Akupunkturpunkte an und er-wärmt eventuell durch Moxibustion, so nadelt man bei Hitzesymptomen eher Fernpunkte und stimuliert diese stärker; zusätzlich rät man unter Umständen zu einer Ernährung mit kühlender Wirkung (siehe hierzu »Chinesische Ernährungs-therapie«).

Weitere diagnostische Kriterien

Neben der Anwendung der diagnosti-schen Kriterien bei Fülle – Leere, Innen – Außen, Hitze – Kälte sowie Yin – Yang ist es oft entscheidend zu wissen, zu welchen Tageszeiten die Beschwerden auftreten.

Beispielsweise beginnen bestimmte Kopfschmerzen meist nachts zwischen 1 und 3 Uhr. Da das Organ Leber nachts zwischen 1 und 3 Uhr seine energetische Maximalzeit hat, weist diese Zeitspanne auf Funktionsstörungen im Holzelement hin und somit auf die Organe Leber und Gallenblase. Das Asthma hingegen tritt vorzugsweise in den frühen Morgenstun-den zwischen 3 und 5 Uhr auf, welches der Maximalzeit der Lunge entspricht.

Verfeinert wird die Diagnostik durch eine genaue Überprüfung der charakte-ristischen Merkmale der chinesischen Syndrome nach den 5 Elementen. Der Arzt versucht, gemeinsam mit dem Patienten herauszufinden, zu welchen Jahreszeiten seine Beschwerden gehäuft auftreten, ob sie durch Zugluft hervor-gerufen werden (Wind gehört zum Holz-element) oder eher durch Kälte (Kälte weist auf das Wasserelement). Welche Hautfarbe zeigt der Patient? Ist sie eher gelbgrün und weist damit auf eine Stö-

Yin oder Yang

Alle diagnostischen Beobachtungen bei Fülle – Leere, Außen – Innen und Hitze – Kälte werden in den übergreifenden Kategorien Yin und Yang zusammengefasst. Entscheidend ist, welche Energie dominant ist. Man weiß, dass Yin-Beschwerden im Allgemeinen schwerer therapeutisch zu beeinflussen sind als Yang-Erkrankungen: Yin ist das Stabilere und Beständigere, Yang das Veränderliche, Flüchtige.

rung im Leber-Galle-Bereich hin. Oder dunkel, nahezu schwarz wie bei Nierenstörungen, rot wie bei Störungen im Feuerelement oder weißlich blass wie bei Erkrankungen im Metallelement, also bei Erkrankungen der Lunge?

Welche Geschmacksrichtungen bevorzugt der Patient? Liebt er stark gewürzte Speisen, was wieder auf das Metallelement hindeutet, isst er lieber Süßes (Erdelement) oder Saures (Holzelement)?

Welche Sinnesorgane sind in Mitleidenschaft gezogen? Zeigt der Patient gerötete Augen (Hinweis auf einen Yang-Überfluss im Holzelement) oder leidet er an Schwerhörigkeit (Hinweis auf einen Qi-Mangel im Wasserelement)? Ist seine Nase immer zu trocken – hier fehlt Yin im Metallelement –, oder leidet er an

immer wieder auftretenden Schleimhautentzündungen im Mund, einem Hitze- und Yang-Zustand im Erdelement?

Emotionen und Organe

Besonders wichtig ist auch das Emotionsmuster des Patienten. Nach Auffassung der chinesischen Ärzte besteht eine ausgesprochen enge Beziehung zwischen dem energetischen Zustand der Organe und den jeweils zugehörigen Empfindungen.

❙ Jede Schwächung und jeder Überfluss der Energie in einem oder mehreren Organen zeigt ein zugehöriges Emotionsmuster, und jedes vorherrschende Muster an Gefühlen fördert oder schädigt die betreffenden Organe.

Ist der Patient eher grundlos traurig, ängstlich, sorgend oder vielleicht zornig-depressiv? Über Jahre hinweg vorherrschende, vielleicht durch die Umwelt aufgezwungene Empfindungen schädigen die Organe des zugehörigen Elements. Jemand, der seinen Zorn nicht ausdrücken kann, schädigt die Leber und die Gallenblase. Jemand, der in Angst lebt oder in Angst seine Kindheit verbracht hat, dessen Qi der Niere ist geschwächt. Übertriebene fortdauernde freudige Erregung schädigt das Herz und den Dünndarm, die Organe des Feuerelements. Sorge und Kummer dagegen greifen die Organe des Erdelements an: Milz und Pankreas.

Erstellen Sie Ihre eigene chinesische Diagnostik

Eine chinesische Diagnostik ist nicht einfach! Sie müssen hierzu viele Fragen zu Ihrer Konstitution, Ihren Arbeits-, Ernährungs- und Schlafgewohnheiten beantworten sowie zu Ihren körperlichen Störungen oder Beschwerden. Hieraus lässt sich dann ein ganzheitliches energetisches Bild erkennen – Ihr persönliches energetisches Muster mit Ihren individuellen energetischen Ungleichgewichten.

Nach den energetischen Gesetzen leben

Da energetische Muster sich in typischer Weise im Laufe der Jahre verändern, erlaubt uns dies auch, die wahrscheinliche Entwicklung Ihres eigenen energetischen Musters, Ihres energetischen Potenzials für die nächsten 5–15 Jahre zu erkennen. Wenn Sie dieses Muster erkennen und im Einklang mit den »Gesetzen der Weisen« leben, wie es im *Huang Di Nei Jing* heißt, führt Sie dies zu einem glücklichen, Ihre »Reifung« oder auch Weisheit fördernden Leben. Beachten Sie diese energetischen Gesetze nicht, kann dies zu energetischen Störungen und später zu handfesten organischen Erkrankungen führen.

Wichtige diagnostische Fragen nach der Chinesischen Medizin

Sind Sie öfter trotz ausreichender Nachtruhe müde und abgeschlagen? Frieren oder schwitzen Sie leicht? Haben Sie zuweilen Herzklopfen? Schlafen Sie nachts nicht mehr durch? Sind Sie vergesslicher als früher? Sind Sie manchmal appetitlos, müde oder haben Sie einen weichen Stuhlgang? Machen Sie sich gehäuft Sorgen, ohne klare Entscheidungen treffen zu können? Treten bei Ihnen häufiger Infekte auf? Leiden Sie an Allergien oder Kurzatmigkeit? Leiden Sie häufiger an Rücken- oder Knieschmerzen? Haben Sie eher kalte Füße? Leiden Sie an Nachtschweiß? Sind Sie in den letzten Jahren ängstlicher geworden? Leiden Sie an Muskel-Sehnen-Verspannungen? Schlafen Ihnen manchmal Arme oder Beine ein? Ermüden Ihre Augen leicht? Sind Sie häufiger gereizt? Ist Ihre Zunge gerötet, blass, trocken oder feucht?

Der diagnostische Fragebogen hilft

Der von uns entwickelte ausführliche Fragebogen zur chinesischen Diagnostik wird seit Jahren von vielen Ärzten in Deutschland eingesetzt. Sie finden ihn im Internet unter www.akupunktur.info. Das Programm wertet Ihre Angaben aus und erlaubt Ihnen und Ihrem Arzt schon einmal eine erste Einschätzung Ihres Energiezustands und häufig auch der chinesischen Syndrome. Dies kann die Basis für eine Akupunkturtherapie, für diätetische Maßnahmen oder eine Therapie mit chinesischen Arzneikräutern sein.

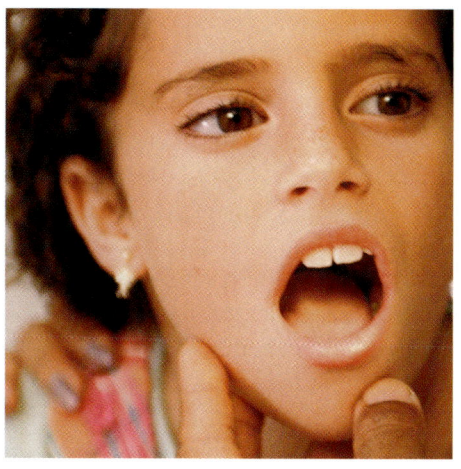

◀ Die Zunge eines Patienten verrät dem chinesischen Arzt viel.

Zahnabdrücke, die auf eine beginnende Milz-Qi-Schwäche schließen lassen. Zungen ab 60 werden bis ins hohe Alter meist trockener, roter und auch spitzer. Eine spitze rote Zunge spricht für eine Herz-Yin-Schwäche.

Zungendiagnose

Zusätzlich zur klinischen Diagnose bedient sich der chinesische Arzt noch der Zungendiagnose. Zittert die Zunge, oder ist sie eher steif? Ist sie flach oder eher angeschwollen dick? Ist sie blass oder rot? Hat sie einen weißen oder gelben Belag? Ist dieser Belag dick oder dünn?

▪ Aus Form, Farbe, Bewegung der Zunge sowie des Belags lassen sich Rückschlüsse auf das Qi, auf einen Überfluss oder Mangel des Yin- oder Yang-Anteils, in den Organen und Meridianen ziehen.

Schauen Sie sich doch mal eine Kinderzunge an, sie hat meist eine normale rosa Farbe, einen feinen Belag und ist leicht befeuchtet. Vergleichen Sie dann diese Zunge mit Ihrer eigenen. Sind Sie um die 40 bis 50 Jahre alt, finden Sie häufig einen leicht geriffelten Rand, die

Pulsdiagnose

Die Pulsdiagnose ist sicher das im Westen bekannteste chinesisch-diagnostische Verfahren, wahrscheinlich, weil es mystisch anmutet. Bei der Pulsdiagnose tastet man über dem Speichenpuls an jedem Handgelenk drei Stellen, also insgesamt sechs Pulstaststellen. Diese Taststellen entsprechen jeweils den sechs wichtigsten Organen. Man tastet – hier wie in der westlichen Medizin – Frequenz und Kräftigkeit des Pulses.

Daneben werden aber auch noch andere Pulsqualitäten beachtet: Sitzt der Puls eher an der Oberfläche oder muss man, um ihn vielleicht gerade noch zu spüren, relativ fest die Fingerkuppen auflegen, sitzt er also in der Tiefe? Ist er eher leer oder ist er voll – ähnlich wie ein unter hohem Druck stehender Wasserschlauch? Ist er gespannt wie eine Violinsaite oder eher schlaff?

▪ Alle Pulsqualitäten geben Hinweise auf das ihnen jeweils zugeordnete Organ.

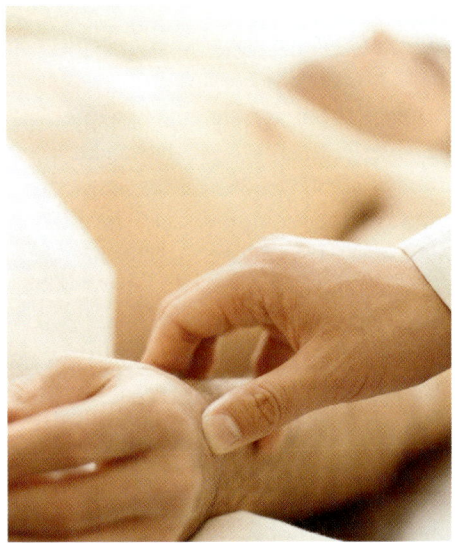

◀ Die fachmännische Pulsdiagnose zeigt Störungen in den Organen auf.

Es bedarf großer Übung, aus dem Tasten des Pulses eine sichere Diagnose abzuleiten. Deshalb wird die Pulsdiagnose selbst in China meist nur bestätigend zur klinischen Diagnose und zur Zungendiagnose hinzugezogen. Es gibt jedoch Meister der Pulsdiagnose. Sie können sich allein durch das sorgfältige Tasten des Pulses ein vollständiges Bild über den energetischen Zustand des Patienten machen und erhalten somit in wenigen Minuten eine fundierte Grundlage für die Akupunkturbehandlung.

Ergänzende therapeutische Maßnahmen

Nicht nur das Setzen von Nadeln macht die Akupunktur aus – darüber hinaus gehören auch das Erwärmen der Punkte, die Moxibustion, die elektrische Reizung sowie das Schröpfen dazu. Die Laserakupunktur ist im Wesentlichen reserviert für Hauterkrankungen und für Kinder. Orientieren wir uns an China oder den USA, müssten diese zusätzlichen Therapieverfahren auch in Deutschland viel häufiger angewandt werden. Achten Sie darauf, ob Ihr Arzt die Moxibustion oder Elektrostimulation einsetzt – dies ist in jedem Fall ein wichtiger Hinweis für die Qualität der Behandlung.

Moxibustion

Der Begriff »Moxibustion« bezeichnet das gezielte Erwärmen bestimmter Akupunkturpunkte. Hierzu verwendet man die getrockneten Blätter der Pflanze Beifuß (Artemisia vulgaris). Meist rollt man die Blätter wie bei einer Zigarette auf, entzündet das eine Ende und hält den glühenden Kegel in die Nähe der Haut, sodass sie sich erwärmt. Bei der direkten Moxibustion werden gerollte Blattkügelchen (Moxa) des Beifußes direkt auf die Haut gelegt und abgebrannt. Diese Methode ist außerordentlich schmerzhaft und hinterlässt Brandblasen. Sie hat für uns nur noch historische Bedeutung.

Abgemildert, jedoch in der Wirkung sehr effektiv ist die indirekte Moxibus-

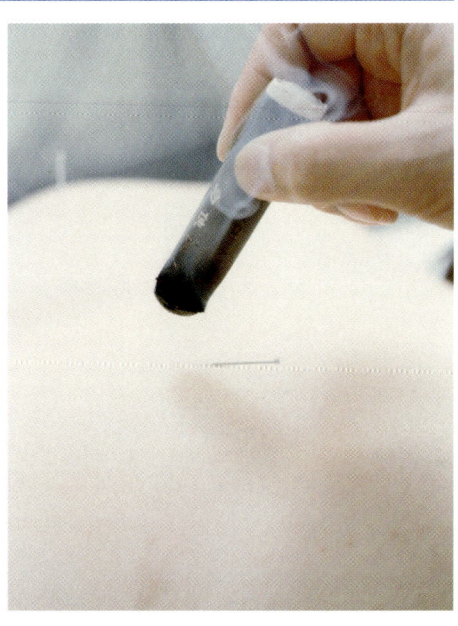

▲ Lindert Leiden – Moxibustion am Rücken.

tion, bei der zwischen Haut und abbrennendem Blattkegel eine Ingwer- oder Knoblauchscheibe gelegt wird, die die direkte Wärmewirkung abschwächt. Sobald die Hautstelle zu stark erhitzt ist, verschiebt man den glühenden Blattkegel zusammen mit der Ingwerscheibe zur nächsten Hautstelle.

Eine weitere Anwendungsform der Moxibustion besteht darin, dass man eine gestochene Akupunkturnadel am Griff erhitzt, sodass die Wärme über das Metall in die Tiefe eindringen kann. Dieser Technik bedient man sich bei der Behandlung des Überbeins.

Das Therapieverfahren der Moxibustion besteht so lange wie die Akupunktur selbst, und in der TCM sind beide untrennbar miteinander verbunden. Dies

zeigen schon die chinesischen Schriftzeichen für Akupunktur, die »stechen und brennen« bedeuten.

Durch das Abbrennen der Beifußblätter wird die Haut an bestimmten Stellen erhitzt, dem Körper also lokal Yang-Energie zugeführt. Hieraus leitet sich der therapeutische Einsatz der Moxibustion ab. Sie ist empfehlenswert bei Yang-Mangelzuständen sowie bei allgemeiner Schwächesymptomatik (Xu-Symptomen), wie sie häufig bei chronischen Erkrankungen auftreten. Eine weitere Anwendung der Moxibustion ergibt sich daraus, dass die lokal zugeführte Yang-Energie die ihr polar entgegengesetzte Yin-Energie reduziert.

Nach traditionellen chinesischen Vorstellungen findet sich besonders bei chronischen Gelenkerkrankungen mit wässriger kalter Schwellung und Bewegungseinschränkung ein lokaler Stau der Yin-Energie. Somit eignen sich degenerative Gelenkerkrankungen wie Kniegelenkarthrose ganz besonders zur Moxibustion.

Nicht angezeigt ist Moxibustion bei: akuten Fieberzuständen, Schwangerschaft, Menstruation, Infektionen und akuten Entzündungen, allgemeiner Nervosität, Schlafstörungen, Bluthochdruck.

In Deutschland wird zu wenig »gemoxt«! Faustregel: Wenn Ihre Be-

Tipp

Achten Sie auf den richtigen Zeitpunkt

Für die Moxibustion wählt man Punkte mit allgemein kräftigender, also tonisierender Wirkung. Häufig kann man nach entsprechender Anleitung durch den Arzt die Moxibustion zu Hause selbst durchführen. Behandeln Sie jedoch nicht am späten Nachmittag oder am Abend, da sonst die starke Yang tonisierende Wirkung der Moxibustion erfahrungsgemäß Schlafstörungen verursacht.

Hier wird die Moxibustion häufig angewandt:

- chronische Lungenerkrankungen (chronische Bronchitis, chronisches Asthma bronchiale)
- chronische Verdauungsstörungen
- chronische Darmerkrankungen (chronische Durchfälle, so genannter nervöser Darm mit Wechsel zwischen Durchfällen und Verstopfungen)
- chronische Nieren- und Blasenerkrankungen

- Depressionen
- Antriebsarmut
- chronische Schmerzzustände des Bewegungsapparats
- degenerative Gelenkerkrankungen
- späte postoperative Rekonvaleszenzzeit
- allgemeine Erschöpfungszustände
- allgemeines Kältegefühl im Körper
- niedriger Blutdruck

GEZIELTE ANWENDUNG

schwerden mit Kältegefühl einhergehen oder bei Kälte schlechter werden, sollte neben der Akupunkturbehandlung möglichst auch eine Moxibustion durchgeführt werden. Sprechen Sie Ihren Arzt daraufhin an.

Schröpfen

Auch die Schröpfbehandlung gehört zur Akupunktur. Meist werden Schröpfköpfe aus Glas erhitzt und dann an bestimmten Akupunkturpunkten auf die Haut gesetzt. Dabei bildet sich mit dem Abkühlen des Schröpfkopfs ein Vakuum, das einen Saugdruck auf die Haut ausübt. Unter Umständen wird vorher im Bereich des Akupunkturpunkts die Haut mit dem Pflaumenblütenhämmerchen oberflächlich perforiert, sodass nach Aufsetzen des Schröpfkopfs Blut herausgezogen werden kann. Blut als rote, warme, im Körper strömende Flüssigkeit wird als Yang-Flüssigkeit angesehen, im Gegensatz zum Körperwasser, das als Yin bezeichnet wird.

- Da durch die blutige Schröpfkopfbehandlung dem Körper Yang entzogen wird, setzt man sie zur Reduzierung von Yang-Fülle-Zuständen ein.

Das Schröpfen wird vor allem zusätzlich zur Akupunktur angewandt bei akuten Erkrankungen wie akutem Asthma bronchiale, der sich noch im Anfangsstadium befindenden akuten Bronchitis und vielen muskulär bedingten akuten Schmerzen des Bewegungsapparats.

Achtet man auf die allgemein notwendige Desinfektion bei der blutigen Schröpfkopfbehandlung, so entsteht keine Infektionsgefahr. Die bei der Schröpftherapie entstehenden oberflächlichen kleinen Blutergüsse sind harmlos und bilden sich im Allgemeinen im Verlauf von einigen Tagen zurück.

Ohrakupunktur

Die bedeutsamste Sonderform der Akupunktur ist die Ohrakupunktur, die in den 1950er-Jahren in China und Frankreich entwickelt wurde. Sie geht von dem Konzept aus, dass sich der gesamte Körper auf dem Kopf stehend in der Ohrmuschel abbildet, sodass Punkte des Ohrs bestimmten Körperstellen und Organen entsprechen. Bei im Körper lokalisierten Erkrankungen zeigt sich dann eine besondere Druckempfindlichkeit im zugehörigen Ohrareal. Unterstützend kann die Ohrakupunktur bei nahezu allen Krankheitsbildern eingesetzt werden, wobei der entsprechende Organpunkt gestochen wird. Besonders eignet sie sich zur Therapie von psychischen Störungen und Schmerzerkrankungen.

Hand-, Mund- und Nasenakupunktur

Neben der Ohrakupunktur existieren noch weitere Sonderformen der Akupunktur, die alle auf dem Prinzip basieren, dass sich der Körper in einzelnen Teilbereichen vollständig darstellt. So gibt es noch die Handakupunktur, die besonders zur Behandlung von Schmerzzuständen im Wirbelsäulenbereich eingesetzt wird. Mund- und Nasenakupunktur spielen eine untergeordnete Rolle.

Chinesische Schädelakupunktur und Yamamoto – Neue Schädelakupunktur

In den letzten Jahren haben sich besonders die chinesische Schädelakupunktur und die Schädelakupunktur nach Yamamoto (YNSA) zu einem weiteren Teilgebiet der Akupunktur entwickelt. Haupteinsatzgebiet sind neurologische Erkrankungen (Lähmungen und Sprachstörungen nach Schlaganfall, Parkinson) und akute Schmerzzustände. Wirkungsvoll ist die Schädelakupunktur auch bei Ohr- und Gleichgewichtserkrankungen. Für diese Schädel- und Yamamoto-Akupunktur gibt es spezielle Akupunkturspezialisten (siehe hierzu Patienteninformationen zur Akupunktur und Chinesischen Medizin – Adressen).

YNSA bei Schlaganfall/Hirnblutung

Anamnese: In einer Rehaklinik sehen wir eine 43-jährige Patientin nach schwerem Schlaganfall mit kompletter Lähmung (Hemiparese) rechtsseitig und Gesichtslähmung linksseitig. Operationen und eine einjährige neurologische Rehabilitation brachten Erfolge ohne wesentliche Beeinflussung der Lähmung. Bei Behandlungsbeginn mit YNSA wenige Monate später besteht immer noch eine deutliche Lähmung der ganzen rechten Körperseite. Nach den Worten der Patientin fühlt sich der Arm kalt und fremd an und lässt sich nicht von der stützenden Tischplatte abheben. Das schlaffe Gesicht spannt, das Bein ist nicht zu gebrauchen. Die Patientin ist immer wieder depressiv.

Therapie: Sie wird über 4 Wochen 12-mal mit den bestimmten YNSA-Zonen, die u. a. das Großhirn ansprechen, behandelt. Die Zonen sind extrem empfindlich. Die Trepanationsnarbe (Trepanation = Öffnung des Schädels) wird nicht direkt akupunktiert. Zusätzlich zur YNSA werden im Verlauf 2-mal Zonen der chinesischen Schädelakupunktur genadelt. Während der Behandlungen mit YNSA verspürt die Patientin stets ein Wärmegefühl in den betroffenen Extremitäten – insbesondere im Arm – und kann deutlich an Kraft und Bewegungsfreiheit bei Verminderung der Spastik zulegen. An der Gesichtslähmung hingegen ändert sich nach außen wenig. Nach Aussage der Patientin spannt sie aber weniger und wird als »leichter« empfunden.

Verlauf: Das Gefühl der wieder gewonnenen Bewegungsfreiheit hält auch nach den 20 Minuten dauernden Akupunkturen an und wird durch die folgenden Physio- und Ergotherapien bestätigt. Nach einer einmonatigen Therapie (12 Behandlungen) kann die Patientin mit dem Arm wieder ihre Nase ohne fremde Hilfe berühren und einen Jogurtbecher halten. Auch in Fuß und Bein kehren Aktivitäten zurück. So kann sie im Rollstuhl sitzend das Bein selbstständig einige Zentimeter anheben, was das Umsetzen vom Bett in den Rollstuhl und damit die Lebensqualität sehr erleichtert. Ihr späterer Wunsch nach erneutem Fortsetzen der Rehabilitation ist mit dem ausdrücklichen Wunsch an die Akupunktur gekoppelt.

AUS DER PRAXIS (Dr. Friedrich Molsberger)

Die YNSA ist auch bei scheinbar aussichtslosen neurologischen Erkrankungen einen Versuch wert. Sie bietet selbst bei schwer behinderten Patienten den entscheidenden Vorteil der leichten Zugänglichkeit des Schädels. Die Schädelakupunktur kann – richtig angewandt – für den Patienten sofort einen deutlichen Fortschritt bringen.

Elektroakupunktur

Akupunkturnadeln lassen sich nicht nur manuell, sondern auch elektrisch stimulieren. Dieser Technik bedient man sich in der Elektroakupunktur, bei der man an die gestochenen Nadeln einen schwachen Strom mit einer bestimmten Frequenz – meist zwischen 2 und 60 Hz – anschließt. Im Umfeld der Nadel spürt der Patient ein leichtes Kribbeln der Haut und leichte Zuckungen der Muskulatur. Die elektrische Reizung der Nadel ist in der Wirkung allerdings mit der manuellen Nadelstimulation nicht gleichzusetzen. Die Elektroakupunktur wird vor allem zur Behandlung von Schmerzen des Bewegungsapparats, von Hauterkrankungen und lokalen Nervenschmerzen, wie sie beispielsweise nach einer Gürtelrose auftreten, genutzt.

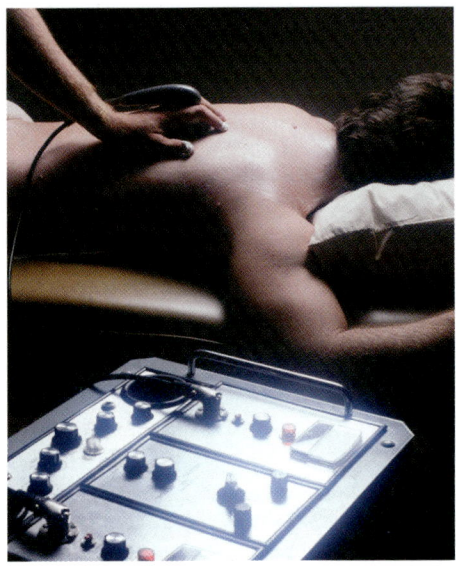

▲ Elektroakupunktur am Rücken.

■ In Deutschland wird anders als in China oder in den USA zu wenig Elektroakupunktur eingesetzt. Dabei ist dieses Verfahren gerade besonders wichtig bei der häufigen Behandlung von Schmerzerkrankungen des Bewegungsapparats.

Lasertherapie

Bei der Lasertherapie, einer in den 1970er-Jahren entwickelten Zusatztherapie zur Akupunktur, bestrahlt man einen Akupunkturpunkt mit einem Laserlicht sehr schwacher Ausgangsleistung, einem Soft- oder Middlepower-Laser. Die geringe Intensität des Laserstrahls erwärmt die Haut nicht, und es besteht somit überhaupt keinerlei Gefahr, dass Verbrennungen oder andere Verletzungen auftreten.

■ Die Behandlung mit Laserlicht ist völlig schmerzfrei und eignet sich daher besonders zur Akupunkturtherapie bei Kindern.

Ein weiteres Anwendungsgebiet des Lasers sind Hauterkrankungen, insbesondere schlecht heilende Wunden. Hier wird die Wunde flächenhaft 3–5 Minuten lang bestrahlt, wobei dies täglich wiederholt werden sollte. Obwohl man bisher noch nicht weiß, über welche physiologischen Mechanismen das Laserlicht wirkt, konnte man in den letzten Jahren an Tierversuchen zeigen, dass damit eine erhebliche quantitative und qualitative Förderung der Wundheilung zu erzielen ist. Die Wunden schließen sich schneller und heilen mit geringerer Narbenbildung ab. Zusätzlich wird die Lasertherapie noch bei Nervenschmerzen wie der Trigeminusneuralgie und bei bestimmten Gelenkerkrankungen eingesetzt.

Wie bei jeder Laserbehandlung innerhalb der Akupunktur sollten auch hier die Akupunkturpunkte stimuliert werden. Erst dadurch erzielt man erfahrungsgemäß die besten Erfolge bei der Behandlung.

Akupressur und Akupunktmassage

Häufig gelingt es auch, Schmerzzustände wie Kopf- oder Zahnschmerzen durch Akupressur zu lindern. Weiterhin setzt man die Akupressur statt der schmerzhaften Akupunktur bei Kleinkindern ein, die wesentlich reizempfindlicher sind. So kann auch die Akupressur bei ihnen eine große Wirkung ausüben. Im Allgemeinen jedoch ist die Akupressur in der Wirksamkeit der Akupunktur deutlich unterlegen. Sie sollte

▼ Diese Behandlungsformen sind auch für Kinder geeignet.

Tipp

Noch effektiver durch Selbsthilfe

Unter Akupressur versteht man die manuelle Stimulation bestimmter Akupunkturpunkte durch Druck oder Massage. Diese Technik können Sie erlernen und selbstständig anwenden, um so zwischen den einzelnen Akupunktursitzungen die Wirkung der Akupunktur noch zu erhöhen.

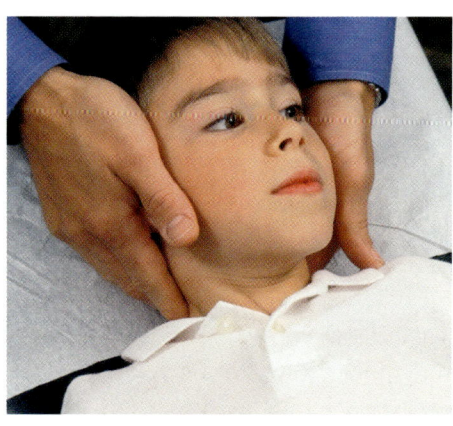

aus diesem Grund auch nur in den zuvor genannten Fällen als Zusatztherapie angewandt werden.

Im Gegensatz zur Akupressur, bei der bestimmte Akupunkturpunkte manuell stimuliert werden, versucht man mit der Akupunktmassage nach Penzel, den Energieverlauf im gesamten Meridian zu beeinflussen. Vor allem Krankengymnasten wenden die Akupunktmassage an. Sie wird eingesetzt bei Kindern, bei Schmerzzuständen und vor allem zur Narbenentstörung, wenn Narben quer durch einen Meridianverlauf ziehen und so den Energiefluss blockieren.

Kombination mit anderen Therapieverfahren

Akupunktur und Chinesische Medizin sind keine Therapien, die man ideologisch engstirnig ausschließlich allein einsetzen sollte. In China ist es von jeher üblich, diese Therapien nach völlig pragmatischen Gesichtspunkten je nach Krankheitsbild mit anderen Behandlungen zu kombinieren. Im Gegenteil – eine der größten Gefahren ist es, dass Akupunkturärzte die Schulmedizin vernachlässigen und unter Umständen lebenswichtige Untersuchungen und Therapien versäumen.

▎ Eine gute Akupunkturtherapie kann immer nur auf einer westlichen und einer chinesischen Diagnostik basieren, und so werden häufig beide Medizinsysteme kombiniert.

Beispiele hierfür sind die Chemotherapie bei Krebserkrankungen und die Akupunktur zur Behandlung der Übelkeit unter Chemotherapie, die Kombination von Schmerzmitteln und Akupunktur bei Schmerzerkrankungen so lange, bis nach und nach auf die Schmerzmittel verzichtet werden kann. Kortison und Akupunktur sind manchmal erforderlich bei chronisch entzündlichen Erkrankungen der Gelenke oder der Verdauungsorgane.

Häufig kombinieren wir auch die Akupunktur mit Injektionen biotechnologisch aufbereiteter Stoffe zur Entzündungshemmung und zur Wachstumsförderung des gesunden Gewebes. Beide Verfahren scheinen hierbei in die gleiche Richtung zu wirken – Heilung durch körpereigene Mechanismen.

Wirbelsäulennahe Injektionen können bei Kreuzschmerzen und bandscheibenbedingten Erkrankungen die Akupunktur ergänzen. Sauerstofftherapien ergänzen sie bei Infektanfälligkeit, Müdigkeitssyndrom und Allergien.

YNSA Akupunktur bei Nacken-, Schulter- und Armschmerzen

Anamnese: Eine 43-jährige Pianistin will nach einer langen Babypause ihr Musikstudium wieder aufnehmen. Nach 20 Jahren steht erneut die Aufnahmeprüfung bevor. Seit Jahren hat sie Nacken-, Schulter- und Armschmerzen. Seit sie viele Stunden täglich Klavier übt, schmerzen das Schneiden von Brot und das Spielen von Tonleitern auf einer Skala von 1–10 (10 = unerträglich) mit Skala 8. Zusätzlich plagen die Frau seit Jahren immer wieder Beschwerden des Kreuzdarmbeingelenks, die mit gelegentlichen Spritzen behandelt werden. Nun vernachlässigt sie wegen der Nacken- und Armschmerzen Hausarbeit und Familie, sie schläft schlecht. Trotz massiver Schmerzen übt sie weiterhin Klavier.

Diagnose: In der Halsdiagnostik nach Yamamoto zeigen sich positive Stellen an der Niere und Gallenblase sowie auffällige Armzonen an der Stirn. Die Schwäche der Niere ist eine Folge der Dauererschöpfung in Kombination mit existenziellen Ängsten; die Gallenblasenzone korrespondiert mit der extremen, aber verdrängten Stress- und Ärgersituation, nach 20 Jahren erneut die Aufnahmeprüfung machen zu müssen. Die Untersuchung mit Kinesiologie zeigt eine massive Irritation des Körpers sowie Hinweise auf einen Mangel an Magnesium und Kupfer und Zeichen der latenten Übersäuerung des Gewebes. Die folgenden Laboruntersuchungen belegen diesen Verdacht: Kupfer und Magnesium fehlen, Kalzium wird aus dem Knochen mobilisiert, um die Übersäuerung zu kompensieren.

Therapie: Die Akupunktur nach Yamamoto bringt noch während der Sitzung eine sofortige Entspannung und Schmerzreduktion. Im weiteren Verlauf der Behandlung kombinieren wir YNSA mit Körperakupunkturpunkten, die den Qi-Fluss anregen, und substituieren Magnesium, Kupfer und verschiedene Basen. Es gelingt eine deutliche und anhaltende Entspannung und Schmerzlinderung. Die Patientin besteht ihre Prüfung.

AUS DER PRAXIS (Dr. Friedrich Molsberger)

Akupunktur und angewandte Kinesiologie

Zunehmend wird auch die Kinesiologie zusammen mit der Akupunktur eingesetzt. Hierbei handelt es sich um ein erfahrungsbegründetes primär diagnostisches Verfahren, das über verschiedene Muskelreaktionstests versucht, krankheitsunterhaltende Herde und Ursachen wie Mangelzustände gezielt im Körper aufzuspüren. Mithilfe des Muskeltests kann der Arzt die am wirksamsten erscheinenden naturheilkundlichen Therapieoptionen herausfiltern. Dies kann

AUS DER PRAXIS (Dr. Friedrich Molsberger)

Haarschuppen und Haarausfall

Anamnese: Eine 48-jährige leitende Bankangestellte klagt seit der Jugend über zunehmende Haarschuppen-bildung und hat deswegen mehr als ein Dutzend verschiedene Hautärzte aufgesucht und unzählige Shampoos probiert. In den letzten Jahren kommen vermehrt Milchschorf und Haarausfall hinzu. Inzwischen kann sie vor Scham vor ihren Mitarbeitern kaum noch Sitzungen leiten und meidet privat und beruflich Kontakte zu anderen Menschen, da bei jeder Kopfdrehung Schuppen herunterrieseln. »Ich habe meinen Parmesanstreuer immer dabei.« Das Haar erscheint schütter und dünn und ist sichtbar durchsetzt von einem grau rieselnden Schuppenschleier. Diagnose: Bei der Untersuchung mit angewandter Kinesiologie finden sich Narbenstörfelder der Kaiserschnitt- und der Blinddarmnarbe sowie diverse Störfelder an Zähnen und zahnlosen Leerstellen der Kiefer. Diverse Akupunkturmeridiane sind in ihrem Energiefluss massiv behindert. Außerdem erbringt der Muskeltest einen dringenden Verdacht auf einen Mangel an B- und C-Vitaminen, Folsäure und verschiedenen Mineralstoffen. Wir empfehlen daraufhin spezielle Laboruntersuchungen. Diese Analysen beweisen teilweise drastisch unter den Mindestwert abgesunkene Spiegel an Vitamin B_6, Folsäure und Mineralstoffen.

Therapie: Schließlich behandeln wir die Patientin mit einer konstitutionellen Akupunkturtherapie nach der chinesischen Syndromlehre mit Ernährungsberatung, entstören Narben und Zähne neuraltherapeutisch und mit Akupunktur und geben ihr bestimmte Vitamine und Mineralstoffe.

Verlauf: Nach 8 Sitzungen über etwa 4 Wochen ist die Patientin praktisch beschwerdefrei: Sämtliche Tests sind unauffällig, und die Schuppenbildung ist nur noch gering. Das Haar ist fest und glanzvoll, die Patientin arbeitet wieder mit Elan und ist kontaktfreudig.

die Gabe von homöopathischen Substanzen oder fehlenden Vitaminen oder Mineralstoffen sein, die Entstörung von Störfeldern wie Narben oder die Gabe bestimmter Akupunkturpunkte.

Wie in der Akupunktur sind auch die Ergebnisse mit der Kinesiologie sehr stark abhängig von den Fähigkeiten des Arztes. Suchen Sie sich hierfür einen ausgewiesenen Spezialisten.

Chinesische Ernährungstherapie

Neben der Akupunktur gehört das Wissen über die Wirkung der einzelnen Nahrungsmittel und deren gezielte therapeutische Anwendung zu den grundlegenden Bestandteilen der Traditionellen Chinesischen Medizin. Auch im Westen wird neuerdings die Ernährung in Bezug auf Gesundheit und Krankheit, speziell was das Auftreten von Zivilisationskrankheiten angeht, vermehrt beachtet. Der Zusammenhang zwischen Nahrung und Gesundheitszustand wird offensichtlich, wenn man sich klar macht, dass uns unsere Nahrungsmittel mit lebenswichtigen Stoffen versorgen.

▎ Nahrungsmittel enthalten Aminosäuren, Lipide, Kohlenhydrate und Vitamine; diese liefern das Material für den Aufbau unseres Körpers und die Energie für das reibungslose Ablaufen seiner komplexen Funktionen.

Es entstehen Mangelerscheinungen und Krankheiten, wenn wir über einen längeren Zeitraum qualitativ minderwertige Nahrung aufnehmen. Ebenso gut kann sich aber auch ein Zuviel an bestimmten Substanzen negativ auf unseren Körper auswirken. So wissen wir, dass ein Übermaß an Salz für einen erhöhten Blutdruck mitverantwortlich sein kann.

Die Klassifizierung der Nahrung

Die chinesischen Ärzte benutzen ein anderes System zur Klassifizierung von Kräutern und Nahrung als das im Westen übliche. Von der Akupunktur weiß man, dass das Qi in den Meridianen durch den Körper fließt, alle inneren und äußeren Strukturen versorgt und durch das Einstechen von Nadeln an bestimmten Punkten beeinflusst werden kann. Aus Sicht eines chinesischen Arztes lässt sich dieses Qi auch durch die Nahrung gezielt aufbauen und in Bewegung bringen: Nicht nur im menschlichen Körper, sondern auch in Früchten, Gemüse und Fleisch ist Qi enthalten. Es existieren 1500 Jahre alte schriftliche Überlieferungen aus China, in denen die therapeutische Wirkung von über 150 Nahrungsmitteln exakt beschrieben ist.

So wird klassifiziert

Die traditionelle Unterteilung der Nahrung erfolgt nach folgenden Gesichtspunkten:

1. Yin oder Yang: Das Nahrungsmittel besitzt eine abkühlende, erfrischende oder beruhigende Wirkung (Yin), oder es wirkt erwärmend und anregend (Yang).

2. Geschmack: Eine Mahlzeit kann süß, salzig, scharf, bitter oder sauer schmecken.

3. Organwirkung: Zimt wirkt zum Beispiel speziell auf Lunge, Milz, Niere und Leber. Rindfleisch beeinflusst die Milz, den Magen und die Niere.

4. Richtung: Zu entscheiden ist, ob das Qi durch das betreffende Mittel nach oben, nach unten, außen oder innen befördert werden soll. So sinkt bei Durchfall häufig die Energie zu stark nach unten ab. Also muss man das Qi nach oben bringen. Umgekehrt verhält es sich oft bei Übelkeit mit Erbrechen oder Sodbrennen. Hier liegen unnormale aufsteigende Bewegungen vor, die sich durch Kräuter mit absteigender Energie normalisieren lassen.

Heute werden mit Unterstützung der Weltgesundheitsorganisation (WHO) an der Universität von Hongkong Kräuter und Nahrungsmittel aufgrund dieser alten Beschreibungen mit wissenschaftlichen Methoden klinisch untersucht. Bei über 100 Kräutern konnte man die Erkenntnisse der alten Chinesen bestätigen.

Die therapeutische Wirkung der Nahrungsmittel

Aus dieser Klassifizierung geht hervor, dass ein Spezialist der chinesischen Ernährungstherapie in der Lage ist, die Speisen direkt auf das jeweilige Krankheitsbild abzustimmen. Aber auch als Laie können Sie mit Kenntnis einiger wichtiger Richtlinien, wie wir sie nachfolgend aufzeigen, die Akupunktur aktiv unterstützen und somit zu einer umfassenderen Heilung beitragen. Zudem werden Sie Ihre Mitverantwortlichkeit für Ihren Gesundheitszustand erkennen.

■ Es ist wichtig, nicht nur im Krankheitsfall, sondern auch im täglichen Leben eine ausgeglichene Zusammenstellung der Mahlzeiten anzustreben.

Allerdings sind allgemeine Vorurteile gegenüber einer gesunden Ernährungsweise noch sehr verbreitet. Es herrscht bei vielen Menschen die Vorstellung, dass gesundes Essen ausschließlich aus Frischkornmüsli und Rohkost besteht. Aus Sicht der chinesischen Ernährungslehre ist dies aber keinesfalls so. Für einen chinesischen Arzt wäre es unverantwortlich, spezielle Diätpläne zu erstellen und sie als allgemein gesund zu propagieren, wie das häufig hier im Westen mit schnell wechselnden »Modefeldzügen« wie Saftkuren, Zitrus- und Eiweißdiäten geschieht. Was für den einen gesund ist, braucht einem anderen noch lange nicht zuträglich zu sein.

Einem Patienten mit Symptomen wie Bluthochdruck, Hitzegefühlen, Überaktivität und Nachtschweiß würde man eine zeitweilige Änderung der Ernährung zugunsten von Salaten, Jogurt und Säften empfehlen. Leidet man jedoch unter gegensätzlichen Beschwerden wie ständigem Frieren und allgemeiner Antriebslosigkeit würde man von dieser Kost eher abraten.

Der chinesischen Ernährungslehre zufolge kann man die Mehrzahl der im Westen bekannten Nahrungsmittel bei der Therapie gezielt mit einsetzen. So behandeln die Chinesen häufig auch mit Fleischgerichten und in manchen Fällen sogar mit Alkohol. Nach chinesischer Auffassung stärkt ein Gericht, das als Vorspeise einen Tomaten-Bir-

▼ Apfelsinen haben eine kühlende Energie, Ingwer-Knoblauch eine warme Energie.

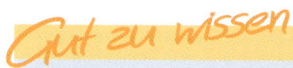

Ernährung – eine überaus individuelle Sache

Anders als bei westlichen Diäten ist in der Chinesischen Medizin die Ernährung des Patienten immer von seiner individuellen Konstitution und seinem aktuellen Gesundheitszustand abhängig – seinem individuellen energetischen Muster. Deshalb ist eine genaue energetische Diagnostik Voraussetzung für die chinesische Ernährungstherapie.

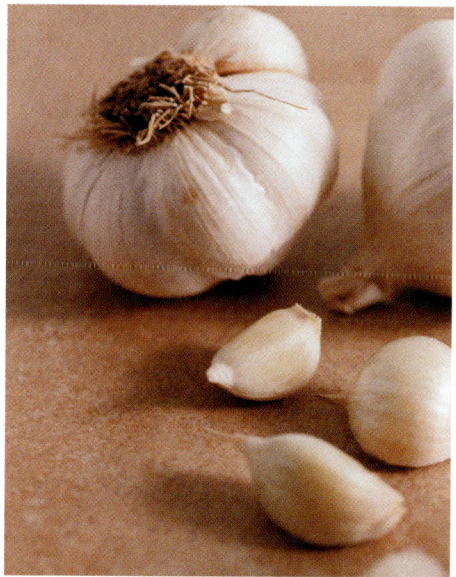

nen-Salat enthält, gefolgt von einer Ente im Römertopf mit saurer Sahne, einen bestimmten Aspekt der Lungen- und der Leberenergie, Lammfleisch mit Knob-lauch und Röstkastanien dient der Stärkung von Milz und Magen. Man kann eine Ernährungsbehandlung also durchaus sehr schmackhaft gestalten.

Wirkung von Nahrungsmitteln aus chinesischer Sicht

Nahrungs-mittel	Energie	Geschmack	Meridian-wirkung	allgemeine Wirkung
Birne	kühl	süß/sauer	Lunge	kühlend, befeuchtend
			Magen	schleimlösend
				bei Lungenerkran-kungen
Lammfleisch	heiß, warm	süß	Milz	baut Qi und Blut auf
Zimt[1]	warm	scharf, süß	Milz, Lunge	wärmt die Mitte
			Niere, Leber	lässt Blut und Qi zirku-lieren
	[1] Nicht verabreichen bei Hitzesymptomatik			bei Wind-/Kältekrank-heiten
Ginseng[2]	warm	süß, leicht	Milz, Lunge	stärkt das Blut
		bitter	Nieren	gegen Vergesslichkeit
				gegen Qi-Mangel
				gegen Durchfall und Übelkeit
				gegen weißen Ausfluss
	[2] Nicht bei Erkältungskrankheiten einnehmen!			

Ginseng

In der vorstehenden Tabelle wurden einige Nahrungsmittel in ihrer Wirkung aus chinesischer Sicht näher beschrie-ben. So auch der Ginseng, das im Westen bekannteste asiatische Heilmittel. Allerdings ist er trotz starker Wirkung nicht das Allheilmittel, als das er oft dargestellt wird. Innerhalb der Chinesischen Medizin hat er ganz bestimmte therapeutische Anwendungsbereiche und unter Umständen sogar Nebenwirkungen.

Ernährung nach Yin und Yang

In der Chinesischen Medizin teilt man alle Nahrungsmittel gemäß ihrem energetischen Temperaturverhalten in zwei große Gruppen ein:

- Yang-Nahrung mit »warmer« oder »heißer« Energie
- Yin-Nahrung mit energetisch »kühler« oder »kalter« Energie

Die Begriffe »warm« und »kalt« sind hier nicht so zu verstehen, dass ein heiß getrunkener Tee auch warme Energie im chinesischen Sinne hat. Umgekehrt muss ein kühler Salat mit viel Knoblauch und rohen Zwiebeln nicht erfrischend wirken. Die genannten Kategorien richten sich also nicht allein nach der Temperatur der verzehrten Speise, sondern vielmehr nach ihrer Auswirkung auf unseren Organismus. Nach chinesischer Auffassung stärkt Yang-Nahrung das Yang des Körpers, Yin-Nahrung das Yin. Yang-Nahrung baut unsere Energie auf, wirkt wärmend und aktivierend. Speisen mit Yin-Charakter hingegen erfrischen, kühlen ab und beruhigen. Außerdem nähren sie die Substanz unseres Körpers wie die Körperflüssigkeiten (Speichel, Tränenflüssigkeit, Blut) oder stärken die Knochen.

Einige wenige Nahrungsmittel geben die Chinesen an, die einen harmonisierenden Einfluss haben. Dazu gehört vor allem das Getreide, das deshalb zu jeder Mahlzeit gehören sollte. Auch Brot und Nudeln sind Getreideprodukte. Selbstverständlich kann nur vollwertiges Getreide, das noch alle Wirkstoffe enthält, die Wirkung entfalten, wie die Chinesen sie beschreiben.

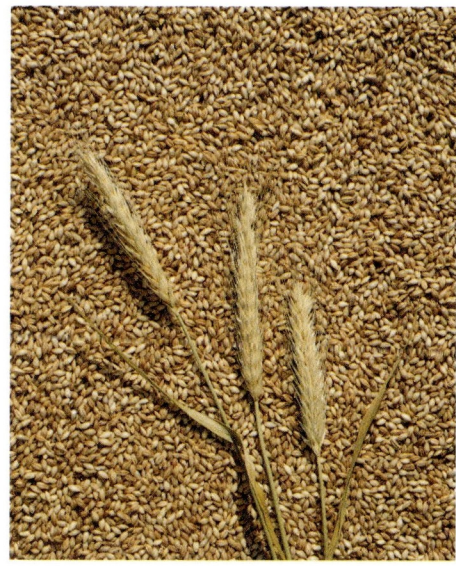

▲ Bei Unausgeglichenheit können Getreideprodukte helfen.

▌Gesundheit bedeutet in der Chinesischen Medizin die Harmonie der beiden Energien Yin und Yang in unserem Körper. Dazu muss auch die Ernährung zwischen diesen Polaritäten ausgeglichen sein.

Nach chinesischer Vorstellung führt eine Ernährung, bei der die eine oder andere Polarität stark überwiegt, nach einiger Zeit zum Auftreten von Krankheit oder zur Verschlimmerung schon bestehender Leiden. Genauso gesundheitsschädlich wirkt sich eine Ernährung aus, die zwischen beiden Extremen hin- und herschwankt und den Körper ständig von einem Yang- in einen Yin-Zustand versetzt und umgekehrt. Hat man eine üppige fleischhaltige Mahlzeit (Yang) genossen, die zudem noch reichlich gesalzen (Yang) war, verspürt man kurze Zeit darauf ein starkes Verlangen auf süße Erfrischungsgetränke (Yin) oder Süßspeisen wie Pudding oder Eiscreme (Yin).

Obwohl man eigentlich schon gesättigt ist, signalisiert der Körper durch sein Verlangen, dass ihn die Mahlzeit zuvor in einen Yang-Zustand versetzt hat. Yang zieht Yin an und umgekehrt. Also versucht man, seinen Überschuss an Yang-Energie durch erfrischende Speisen zu kompensieren. Nach den Kriterien der Chinesischen Medizin stärken die genannten Yin-Speisen, in den üblichen Mengen genossen, so stark das Yin, dass

Auch das Klima spielt eine Rolle

Der chinesisch therapierende Arzt zieht bei seiner Behandlung auch das Klima in Betracht, dem der Patient ausgesetzt ist. Kaltes und feuchtes Wetter, wie man es im Winter hat, stellt einen Yin-Einfluss dar. Um den Patienten vor einer Anfälligkeit für Erkältungskrankheiten oder anderen Kältesymptomen zu bewahren, empfiehlt die Chinesische Medizin in dieser Zeit Nahrungsmittel mit warmer Energie, also Yang-Nahrung. Tropische Früchte (Yin) mit ihrer erfrischenden, kühlenden Wirkung sind nach dieser Vorstellung bei kaltem Wetter zu meiden. Der Körper würde von außen und von innen abgekühlt, was einer Schwächung der Abwehrkraft und somit der Gesundheit gleichkommt.

es das Yang überwiegt. Wiederum hat man den ausgeglichenen Zustand zwischen Yin und Yang nicht erreicht. Die chinesische Ernährungslehre empfiehlt deshalb, die Speisen möglichst ausgewogen aufzunehmen und mit extremen oder einseitigen Ernährungsformen sehr zurückhaltend umzugehen.

Bei den bisherigen Beispielen handelt es sich um allgemeine Richtlinien der chinesischen Ernährungstherapie. Diese gilt es bei einer gezielten Therapie in

Hitzezustand

Diagnose: Ein Patient macht einen nervösen, überlasteten Eindruck. Er leidet unter stechendem Kopfschmerz, Hitzewellen und nächtlichen Schweißausbrüchen. Sein Puls ist schnell, die Zunge außergewöhnlich rot. Aktivität, Hitze, Rot (die Farbe des Feuers) und Schnelligkeit sind Attribute, die man mit Yang in Verbindung bringt. Es handelt sich somit zweifelsfrei um einen Hitzezustand.

Therapie: Der chinesische Arzt rät seinem Patienten, Yang-Nahrung wie scharfe Gewürze, Fleisch und Salz zu reduzieren und Kaffee zu vermeiden. Stattdessen empfiehlt er Salate, Obst, Jogurt und Gemüse. Zusätzlich verordnet er ein spezielles teeartiges Getränk, das besondere Kräuter enthält, in diesem Fall auch schwarze Sojabohnen und schwarzen Sesam. Letzterer wird als hilfreich gegen Hitzewellen beschrieben.

Einklang zu bringen mit den speziellen Anforderungen der Krankheit des einzelnen Patienten. Dazu wird eine ausführliche chinesische Diagnostik benötigt, wie sie auch für jede Akupunkturbehandlung notwendig ist. Anhand der einzelnen Symptome entscheidet man dann, ob es sich im vorliegenden Fall um eine Hitze- oder eine Kältesymptomatik handelt.

Ernährung und das Prinzip der 5 Elemente

Mit Kenntnis des energetischen Temperaturverhaltens ist man in der Lage, allgemeine krankhafte Tendenzen des Körpers zu beeinflussen. Eine differenzierte Behandlung einzelner Organkomplexe ist hiermit noch nicht möglich. Dazu bedient sich die Chinesische Medizin der 5 Geschmacksrichtungen sauer, bitter, süß, scharf und salzig.

Wie bereits erwähnt, kann man auch die einzelnen Geschmacksrichtungen den 5 Wandlungsphasen, den 5 Elementen,

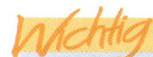

Das richtige Maß finden

Nach dem *Huang Di Nei Jing*, dem alten chinesischen Grundlagenwerk, können geringe Mengen von Nahrungsmitteln mit einem bestimmten Geschmack das jeweilige Organ stärken, das der gleichen Wandlungsphase zugeordnet ist. Ein Übermaß an Speisen mit demselben Geschmack schädigt die Energie des ihm zugehörigen Organs.

Holz, Feuer, Erde, Metall und Wasser zu-ordnen (siehe Tabelle Seite 45).

Salz – eher sparsam verwenden

Ein Zuviel an Salz schadet den Nieren, während es in Maßen aufgenommen die Nierenenergie stärkt. Nach chinesischer Vorstellung stehen die Knochen in enger Beziehung zu den Nieren. Deshalb findet man die Behauptung, dass zu viel Salz den Knochen schade und speziell Probleme mit der Lendenwirbelsäule hervorrufen könne.

Die Auswirkung eines überhöhten Salzkonsums hört hier aber nicht auf, denn das System der 5 Wandlungsphasen besagt, dass keines dieser Elemente für sich allein und isoliert von den anderen wirkt: Es gibt ständige Wechselbeziehungen zwischen den einzelnen Wandlungsphasen. Über den Sheng-Zyklus, auch »Mutter-Sohn-Gesetz« genannt, versorgt so zum Beispiel das Wasserelement das Holzelement mit Energie. Die Nieren (Wasser) stärken die Leber (Holz). Da der salzige Geschmack dem Wasserelement zugeordnet wird, hat auch dieser einen Effekt, der der Leber Energie zuführt.

Bei ausgeprägtem Salzkonsum wird also die Leber zu stark mit Energie aus dem Wasserelement versorgt. Sie kommt in einen Füllezustand. Da Salz eine Yang-Energie hat, handelt es sich hier um einen Füllezustand mit Hitzesymptomatik in der Leber. Bei diesem Energieungleichgewicht können folgende Symptome auftreten: Da die Leber den Tonus der Muskulatur kontrolliert, kann es zu verspannter Muskulatur kommen, besonders im Bereich der Schulter und des Nackens. Die Augen können gerötet sein, und migräneartige Kopfschmerzen sind möglich. Die zur Leber gehörende Emotion ist die Wut.

▌ In der chinesischen Medizin sagt man, dass Salz eine Ursache sein kann für einen reizbaren, leicht zornig werdenden Charakter.

Neben dem Sheng-Zyklus gibt es auch noch den hemmenden Einfluss des Ko-Zyklus. Hierbei löscht das Wasser, wenn es zu mächtig wird, das Feuer. Krankheiten der Nieren können demnach auf das Herz übergreifen. So kann auch Salz die Energie des Herzens auslöschen. Bei bestimmten Störungen von Herz und Kreislauf empfiehlt auch der westliche Arzt seinen Patienten, den Kochsalzkonsum einzuschränken. Die chinesische Darstellung der Auswirkungen des salzigen Geschmacks gewinnt in der westlichen Praxis an Bedeutung, wenn man sieht, welche Mengen Salz in allen nur denkbaren Nahrungsmitteln heutzutage verarbeitet werden. Weit mehr, als der menschliche Körper benötigt, wird ihm täglich zugeführt. Nicht nur Fleisch enthält viel Salz, sondern auch Mineralwasser, Käse und sogar normale Brötchen.

Kontrollieren Sie Ihren Speiseplan

Vor einer Ernährungstherapie sollten Sie sich einen Überblick über Ihre Ernährungsgewohnheiten verschaffen. Dokumentieren Sie 2 Wochen lang was, wann und wie viel Sie essen. Das hilft Ihrem Arzt bei der Erstellung eines individuellen Ernährungsplans nach den Kriterien der chinesischen Diätetik.

Effektiv stärken: mit dem richtigen Geschmack

In der chinesischen Ernährungstherapie verwendet man die 5 Geschmacksrichtungen auch, um gezielt medizinisch wirksame Rezepte und Gerichte zusammenzustellen. Weist ein Patient einen Mangel an warmer Energie in der Milz auf, leidet er an Kältesymptomen, wie breiigem Stuhlgang mit unverdauten Nahrungsstücken, kalten Gliedmaßen und Ödemen. Es liegt ein Mangel an Energie im Erdelement vor. Der chinesische Arzt versucht, über das Feuerelement das Qi des Erdelements zu stärken. Denn Feuer führt über den Sheng-Zyklus dem Erdelement Qi zu. Also wird er Nahrungsmittel auswählen, die einen bitteren Geschmack haben oder anderweitig dem Feuerelement zugeordnet werden.

Das allein reicht jedoch nicht aus, denn es herrscht zusätzlich ein Mangel an warmer (Yang-)Energie. Nach der chinesischen Theorie wird die Wahl also auf Yang-Nahrung aus dem Feuerelement fallen. Hierbei könnte es sich um Fasan, Lammfleisch, Buchweizen oder auch roten Ginseng handeln. Da innerhalb der 5 Wandlungsphasen jeder Geschmack sein eigenes Element beeinflusst, kann man bei Störungen der Milz auch Nahrung aus dem Erdelement verwenden. Therapeutisch sind also bei Yang-Schwäche der Milz Nahrungsmittel zu meiden, die die Milzenergie weiter abkühlen. Dazu gehören Süßspeisen wie Pudding, Eiscreme, Schokolade. Stattdessen sind Möhren, geröstete Hirse und Rinderbrühe hilfreich, da sie warme Energie haben.

Weniger Süßes ist besser

Zu viel süßer Geschmack schadet nicht nur der Milz. In der chinesischen Literatur findet man Hinweise darauf, dass er auch die Lunge belastet und die Nierenenergie schwächt. Aus Sicht der TCM ist die Ursache der weit verbreiteten Anfälligkeit für Erkältungen mit starker Verschleimung der Atemwege bei Kindern auf deren Überfütterung mit Yin-Nahrung aus dem Erdelement wie Süßigkeiten, Milch und Bananen zu suchen. Das *Huang Di Nei Jing* beschreibt die Wirkung des süßen Geschmacks als befeuchtend. Zu viel an süßem Geschmack

Tipp

Ernähren Sie sich typgerecht

Es empfiehlt sich für Sie als Akupunkturpatient, Ihren Arzt zu fragen, wie Sie mit gezielter Ernährung die laufende Behandlung unterstützen können und wie Sie sich nach abgeschlossener Therapie ernähren sollen, um keinen Rückfall zu erleiden. Sie können sich auch im Internet, nachdem Sie den Fragebogen zur chinesischen Diagnostik ausgefüllt haben, auf Ihr spezifisches energetisches Muster hin abgestimmte Ernährungsempfehlungen herunterladen.

Nase und Bronchien, die in der Chinesischen Medizin der Lunge zugehören.

Abschließend zeigt die folgende Tabelle einige Nahrungsmittel, klassifiziert nach den Kriterien von Yin und Yang und den 5 Wandlungsphasen. Dabei gehören zur Yang-Nahrung die meisten Fleischsorten, scharfe Gewürze und auch Kaffee mit seiner anregenden Wirkung. Zur Yin-Nahrung gehören hingegen die meisten Formen von Salaten und Rohkost, die Mehrzahl der Obstsorten, Milchprodukte, Süßspeisen, Sojabohnen sowie viele Gemüse. Dieser kurze Einblick in die chinesische Ernährungstherapie lässt erkennen, wie gründlich die Chinesen die Auswirkungen der Nahrung beobachtet und beschrieben haben. Freilich können wir hier nur einen kurzen Abriss dieses sehr komplexen Systems darstellen.

(Erde) führt über den Sheng-Zyklus zu viel Feuchtigkeit an das nachfolgende Metallelement. So kommt es dann zur vermehrten Schleimansammlung in

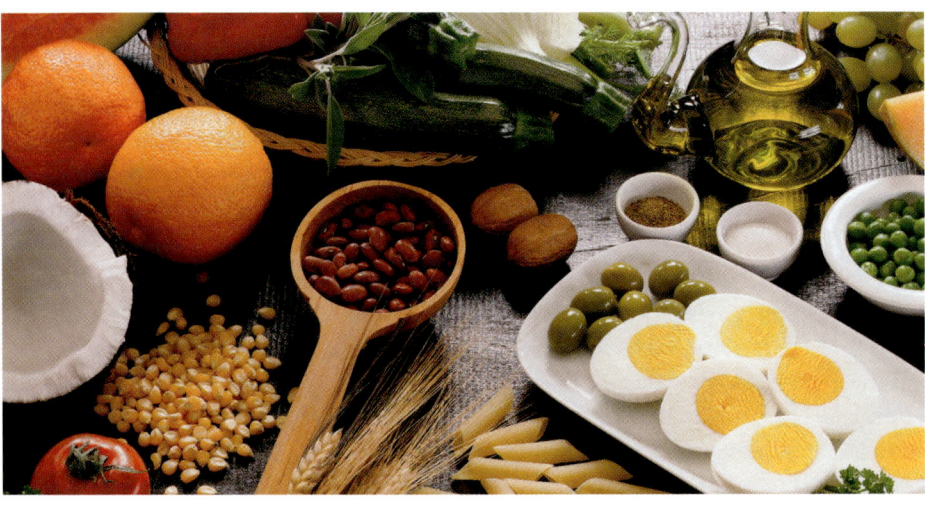

Klassifizierung von Nahrungsmitteln nach den 5 Elementen

	Obst, Gemüse	Fleisch, Fisch	Getreide
Holz	Tomate	Taube	Roggen
	Pfirsich	Forelle	Dinkel
	Erdbeeren	Kaninchen	Grünkern
Feuer	Chili	Fasan	Roggen
	Paprika	Schweineherz	Weizen
	Papaya	Eigelb	Hafer
Erde	Apfel	Schwein	Hirse
	Datteln	Lachs	Gerste
	Kartoffel	Rind	Reis
Metall	Kürbis	Gans	Reis
	Rettich	Kabeljau	Klebreis
	Weintrauben	Schwein	Hiobstränen-samen
Wasser	Spargel	Ente	Quinoa
	Rosinen	Hammel	Weizen
	Algen	Tintenfisch	Hirse

◀ Stärken Sie Ihr Yin und Yang regelmäßig
mit ausgewählten Nahrungsmitteln.

Chinesische Arzneikräutertherapie

Besucht man in China ein Krankenhaus für Chinesische Medizin, so
fällt einem die große Apotheke für chinesische Arzneikräuter auf. Vor mehreren Ausgabestellen stehen viele Patienten und warten, dass man ihnen die
Kräuter nach individuellen Rezepten
abwiegt und in Tagesportionen zusam-
menstellt.

Tatsächlich behandelt man in China
schon immer viel mehr Patienten mit
»Phytotherapie« als mit Akupunktur.
Nicht weil die Phytotherapie viel wichtiger als die Akupunktur sei, wie manche

behaupten, sondern vor allem wegen
der leichteren Anwendbarkeit. So ist
es wesentlich einfacher, einem Patienten, der von weither angereist ist, eine
Arzneirezeptur für mehrere Wochen zu
verschreiben, als ihn zweimal pro Woche zur Akupunktur einzubestellen. In
Deutschland gewinnt die chinesische
Phytotherapie ebenfalls an Popularität.
Von den beschriebenen rund mehreren
tausend pflanzlichen, tierischen und
mineralischen Stoffen sind nur rund 500
wirklich wichtig für die Therapie. Tieri-
sche Stoffe spielen in Deutschland praktisch keine Rolle.

▼ Auch in Deutschland sind chinesische
Heilkräuter auf dem Vormarsch.

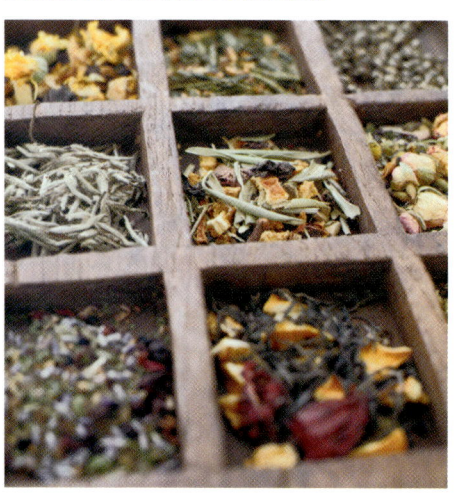

Tipp

Auf hochwertige Qualität achten

Wenn Ihr Arzt Ihnen eine Heilkräuter-
rezeptur verschreibt, achten Sie auf
die garantierte Qualität der Substanzen. Keinesfalls dürfen die chinesischen Arzneikräuter mit Pestiziden
und Insekten verunreinigt sein. Am
besten beziehen Sie die von Ihnen
benötigten Substanzen aus einer
hierin erfahrenen Apotheke.

Wenn Sie Mischungen aus getrockneten Heilkräutern einsetzen, müssen Sie den Heilkräutertee selbst kochen, dafür ist die Wirksamkeit aber sehr hoch. Es gibt auch Fertigarzneipräparate, die Sie als Kapseln oder Tabletten einnehmen sowie gefriergetrocknete Mischungen, die Sie wie einen Instanttee aufgießen können.

Aus chinesischer Sicht eignet sich die Phytotherapie besonders zur Behandlung von Mangelzuständen des Yin, Yang, Qi oder Bluts, wie diese vorwiegend bei chronischen Erkrankungen zu finden sind. Hierzu zählen insbesondere: entzündliche Darmerkrankungen, chronische Infektanfälligkeit, Bronchitis, Neurodermitis, chronische Blasenentzündungen, Regelschmerzen, chronisches Müdigkeitssyndrom, bei Erkrankungen des Bewegungsapparats, vor allem chronisch degenerative und entzündliche Schultererkrankungen und chronische Kreuzschmerzen sowie verschiedene Sehnenerkrankungen.

Prinzip der Phytotherapie

Ähnlich wie in der chinesischen Diätetik sind für die Wirkung des Heilkrauts seine energetische Temperatur, sein Geschmack und seine Wirkung auf bestimmte Meridiane und Organe bedeutend. Bittere Kräuter wirken austrocknend und lenken die Energien in den unteren Teil des Körpers, der saure Geschmack wirkt zusammenziehend und konzentrierend, süße Kräuter entspannen und befeuchten den Körper und stärken das Qi, der scharfe Geschmack leitet die Energien nach oben und an die Oberfläche, salzige Kräuter hingegen leiten die Energien nach unten und wirken aufweichend.

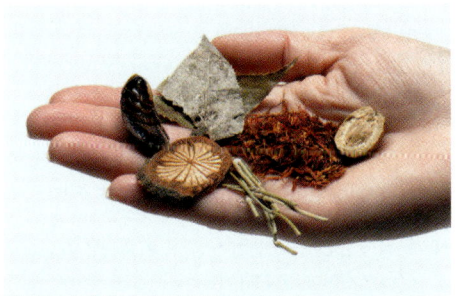

◀ Alle Heilkräuter müssen sorgfältig ausgewählt werden.

Phytotherapierezepte

Um ein chinesisches Phytotherapierezept zu erstellen, muss Ihr Arzt absolut sicher in der chinesischen Syndromdiagnostik sein. In den Grundzügen besteht das Rezept aus 4 Teilen:

- **Jun-(Kaiser-)Kraut** – das wesentliche Kraut mit dem größten Wirkungsanteil
- **Chen (Minister)** – eine das Jun-Kraut unterstützende und eventuelle Nebenwirkungen dämpfende Substanz
- **Zuo (Assistent)** – verstärkt die Wirkung von Jun und Chen
- **Shi (Übermittler)** – harmonisiert die Wirkung der vorgenannten Kräuter und fokussiert sie auf einen bestimmten Meridian oder ein Organ

Berühmte chinesische Rezepturen:

- **Acht Schätze Dekokt** (Ba Zhen Tang) – stärkt das Milz-Qi und das Blut. Diese Rezeptur eignet sich für Patienten, die etwas müde, appetitlos sind, eventuell weichen Stuhlgang haben und eine fahlblasse Haut zeigen. Häufig sind die Nägel weich, Arme und Beine schlafen immer mal wieder ein.

- **Jade-Windschutz-Pulver** (Yu Pingg Feng San) – stärkt die Abwehrenergie des Menschen (wie Qi) und wird in erster Linie bei Erkältungsanfälligkeit und »Windzugempfindlichkeit« und Allergien gegeben.

- **Vier Gentlemen Dekokt** (Si Jun Zi Tang) – stärkt Milz und Magen, stärkt die Mitte des Menschen und ist die grundlegende Rezeptur, um die Lebensenergie Qi des Menschen aufzubauen.

- **Pulver der heiteren Ungebundenheit** (Jia Wei Xiao Yao San) – beruhigt die Leber und harmonisiert die Milz. Gegeben wird es bei Reizbarkeit, geröteten Augen, verspannter Muskulatur und Regelschmerzen, Appetit- und Verdauungsstörungen. In den USA heißt diese Rezeptur »The Free and Easy Wanderer« und ist der Bestseller unter allen Phytotherapierezepturen.

- **Rehmannia sechs** (Liu Wei Di Huang Wan) – grundlegendes Rezept zur Behandlung eines Nieren- und Leber-Yin-Mangels. Hier kann man erfahrungsgemäß an Nachtschweiß, warmen Händen und Füßen, trockenen Augen, Knochenschmerzen, unregelmäßiger Menstruation und trockener Haut leiden. Ein übersteigertes sexuelles Verlangen kann die Symptome begleiten.

- **Rehmannia acht** (Jin Gui Shen Qi Wan) – grundlegendes Rezept zur Behandlung einer Nieren-Yang-Schwäche. Hier leidet man an kalten Füßen, Rückenschmerzen, allgemeiner Kälteempfindlichkeit und Wasseransammlungen im Bereich der Füße.

So bereiten Sie fachgerecht einen Dekokt zu

Um einen chinesischen Arzneikräuter-tee, den Dekokt, zu kochen, weichen Sie die Kräutermischung etwa 15 Minuten ein. Dann die Arzneikräuter in ¾ Liter Wasser mit gekipptem Deckel zum Ko-

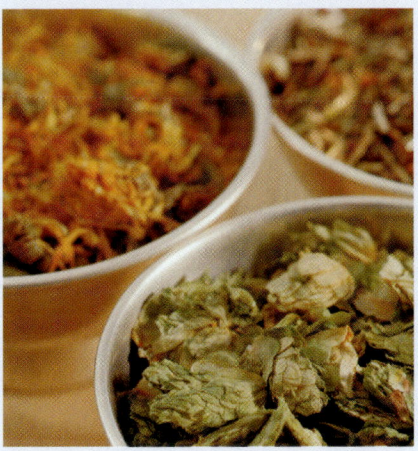

chen bringen und bei niedriger Hitze 30 Minuten köcheln lassen. Anschließend abseihen, den Sud beiseite stellen. Werfen Sie die Kräuter nicht weg, sondern verwenden Sie diese für einen zweiten Kochvorgang. Dazu die Kräuter in ½ Liter Wasser in gleicher Weise 30 Minuten köcheln lassen. Mischen Sie den Sud aus dem ersten und zweiten Abkochvorgang und bewahren Sie ihn in einer Thermoskanne oder Glasflasche im Kühlschrank auf.

Trinken Sie jeweils die Hälfte des Kräu-tertees einmal vormittags und einmal nachmittags.

Zum Kochen verwenden Sie am besten Edelstahltöpfe, Ton- oder Keramiktöpfe, Glaswaren oder rostfreie Stahltöpfe. Keine Eisen- und Alumini-umtöpfe!

FACHGERECHTE ZUBEREITUNG

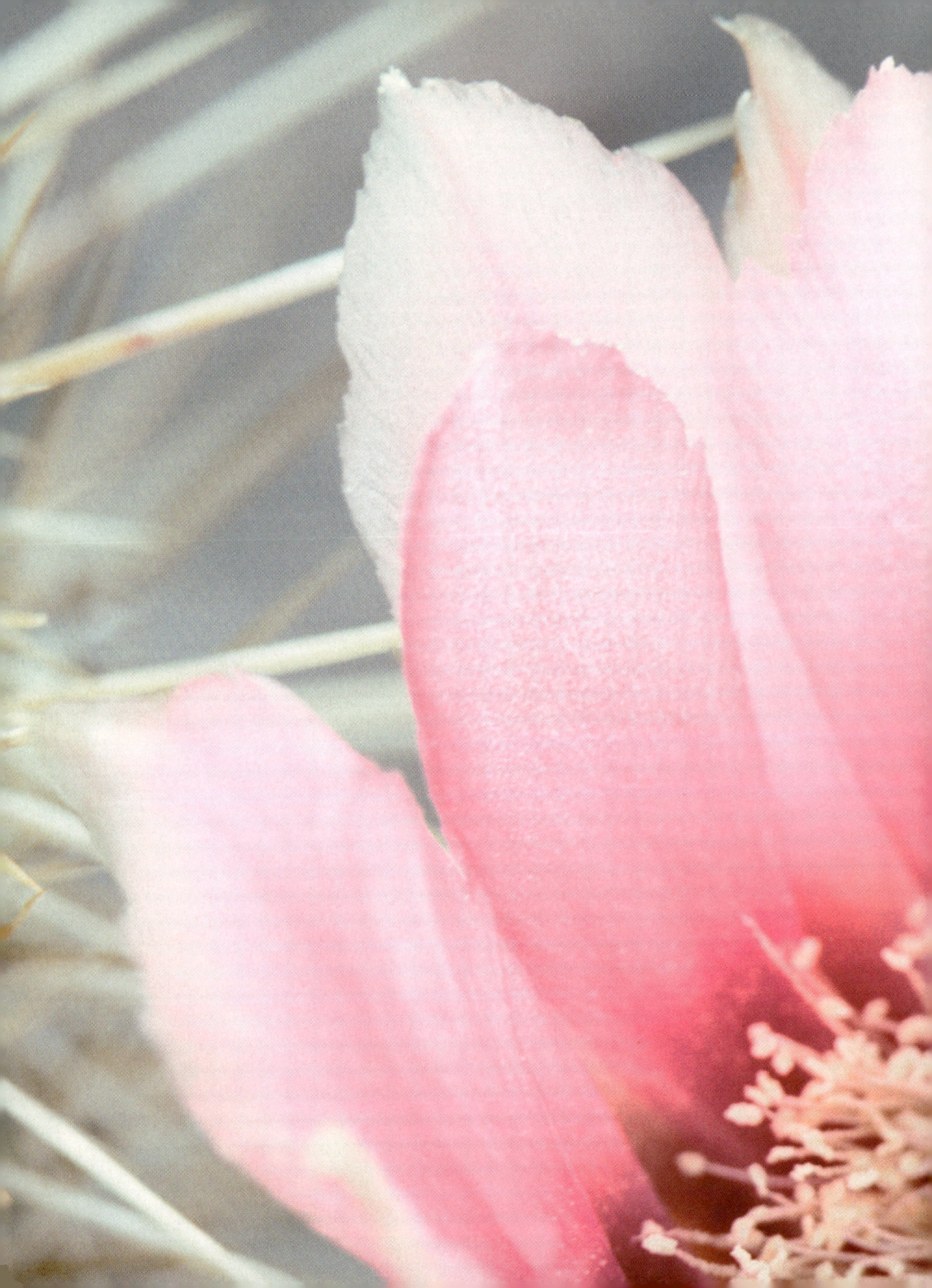

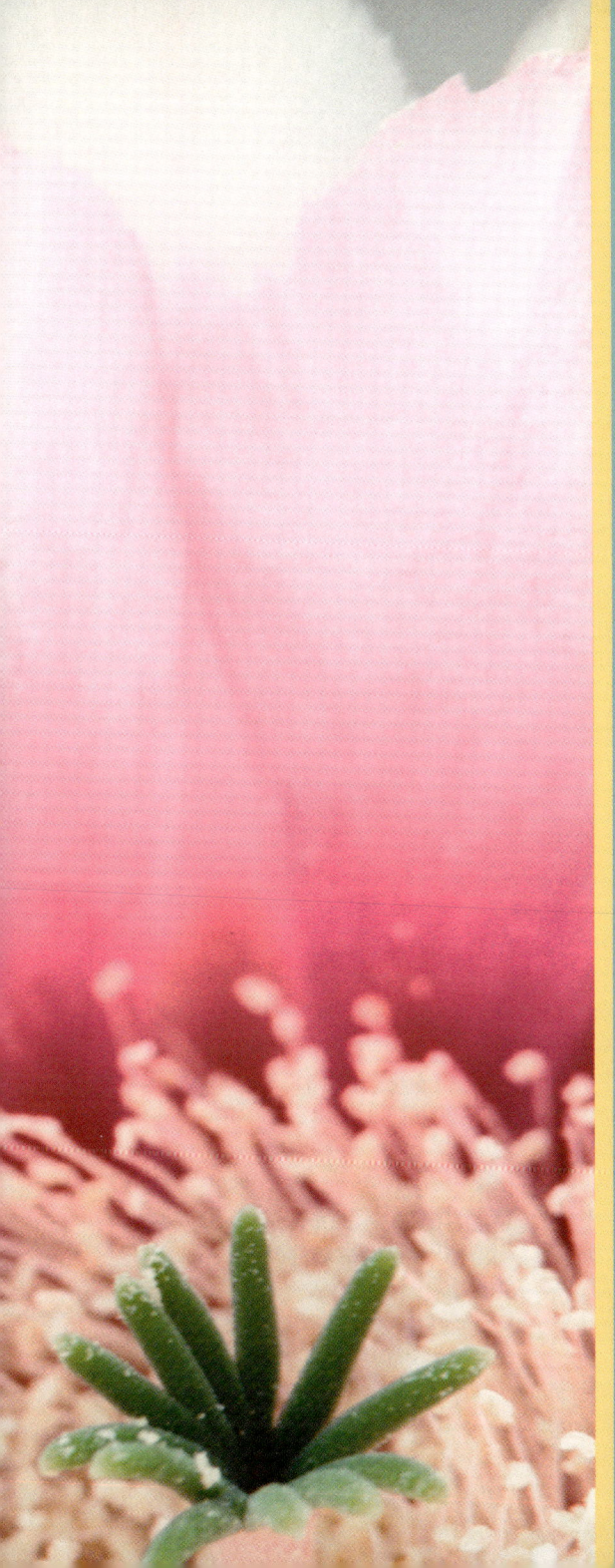

Was kann mit Akupunktur behandelt werden?

Hier stellen wir Ihnen die wichtigsten Erkrankungen vor, bei denen die Akupunktur hilft – und das oft viel wirksamer als Medikamente und Operationen. Wo immer möglich gründen wir unsere Einschätzung auf wissenschaftlichen Ergebnissen, aber immer zuerst auf unserer Erfahrung.

Wirksamkeit der Akupunktur

Die Sternchen zeigen die Wirksamkeit der Akupunktur bei den einzelnen Krankheitsbildern. Die Einschätzung richtet sich nach den Erfahrungen der Autoren sowie allgemeinen Angaben in der Literatur:

✪✪✪ = besonders gut wirksam
✪✪ = gute Wirksamkeit
✪ = mäßige Wirksamkeit

Augenerkrankungen

Augenerkrankungen führen zu massiven Beeinträchtigungen des Patienten, vom ständig reizenden Fremdkörpergefühl bis hin zur drohenden Erblindung. Die westlichen Therapiemöglichkeiten sind oft sehr begrenzt, und die Patienten suchen verzweifelt nach zusätzlicher Hilfe. Zwar gibt es hier noch wenige wissenschaftliche Studien, aber die Erfahrung zeigt, dass die Akupunktur bei Augenerkrankungen häufig sehr gute Therapieergebnisse erzielt.

Bei immer mehr Augenärzten gehört die Akupunktur inzwischen zum festen Behandlungsrepertoire. In der Chinesischen Medizin werden Augenerkrankungen dem Funktionskreis Leber und Gallenblase zugeordnet – man denke an die Gelbfärbung der Augen bei einer Gallenblasen- oder Leberentzündung. Deshalb werden zur Behandlung aller Augenerkrankungen Fernpunkte des Leber- und Gallenblasenmeridians gestochen.

Altersabhängige Makuladegeneration ✪✪✪

Von allen Augenerkrankungen, die sich mit Akupunktur erfolgreich behandeln lassen, ist die altersabhängige Makuladegeneration (AMD) die wichtigste. Die AMD ist in den Industrieländern die häufigste Erblindungsursache bei den über 65-Jährigen. In Deutschland sind rund 2 Millionen Menschen davon betroffen. Im Bereich der Makula, einem nur wenige Millimeter großen Netzhautfleck, allerdings mit dem schärfsten Sehvermögen, beginnen die Sehzellen zu degenerieren und fettige Partikel lagern sich ein. Dieser Prozess schreitet im Allgemeinen langsam fort (trockene Makuladegeneration). Sprossen in den Makulabereich Blutgefäße ein (feuchte Makuladegeneration), kann der Erblindungsprozess sehr viel schneller fortschreiten. Die schulmedizinischen Behandlungsmethoden sind hier begrenzt auf optische Hilfsmittel und risikoreiche experimentelle Ansätze wie Kortisoninjektionen, Zerstörung krankhafter Gefäße durch Laser. Häufiger werden auch Antioxidantien eingesetzt.

> In den letzten Jahren haben sich die vielversprechenden therapeutischen Möglichkeiten der Akupunktur bei AMD herausgestellt.

Altersabhängige Makuladegeneration

Anamnese: Die 67-jährige Rentnerin Maria M. stellt sich in unserer Praxis vor, weil sie ein Jahr zuvor von einem Tag auf den anderen eine abrupte Sehverschlechterung bemerkt hat: Horizontale Linien erscheinen plötzlich als Wellen, und innerhalb weniger Wochen verschlechtert sich ihr Sehvermögen so sehr, dass sie Probleme mit dem Lesen und zeitweilig auch mit der Orientierung bekommt.

Diagnose: Zwei Augenärzte diagnostizieren sofort eine trockene Makuladegeneration. Sinnvolle Therapiemöglichkeiten gäbe es hierfür nicht.

Therapie: Wir beginnen eine Akupunkturtherapie von 15 Sitzungen. Nach der 6.–8. Sitzung bemerkt die Patientin eine deutliche Besserung ihrer Sehfähigkeit. Die Wellenmuster nehmen von Sitzung zu Sitzung ab, bis sie bei der 15. Sitzung fast verschwinden.

Verlauf: Heute ist die Patientin 75. Das Behandlungsergebnis von nur 15 Sitzungen hält unverändert an. Frau M. ist praktisch nicht durch die Makuladegeneration beeinträchtigt, lediglich ganz geringe Wellen bemerkt sie noch bei horizontalen Linien. Es sind keine weiteren Therapien erforderlich.

Akupunktur bringt Hilfe

Zwar ist bei AMD keine Heilung möglich, aber Stillstand und Sehverbesserung. Die erste Behandlung dauert in der Regel nur 2 Wochen. Hier führen wir häufig an 10 aufeinander folgenden Werktagen oft 2 Sitzungen pro Tag durch. Schon nach wenigen Tagen lässt sich beurteilen, ob die Akupunktur anschlägt und das Sehvermögen sich bessert. Wenn ein mit diesem Krankheitsbild erfahrener Akupunkturarzt die Behandlung vornimmt, ist sie ungefährlich. Die Akupunktur sollte immer in Abstimmung mit einem Augenarzt erfolgen, kombiniert mit anderen Therapieverfahren wie einer chinesischen Phytotherapie sowie einer Sauerstoffbehandlung und orthomolekularen Therapie.

Deshalb sollte eine Akupunkturtherapie bei jedem AMD-Patienten versucht werden. Auch wenn man abgestorbene Zellen nicht revitalisieren kann, so verlangsamt sich dennoch der Erkrankungsprozess, häufig lässt er sich offensichtlich auch ganz zum Stoppen bringen. Unsere Patienten berichten immer wieder über eine erhebliche Sehverbesserung – manche können nach der Behandlung wieder lesen oder Auto fahren. Wahrscheinlich beruht die im Vergleich zu konventionellen Therapien oft, zumindest subjektiv, sehr gute Wirkung der Akupunktur bei der Makuladegeneration auf einer lokalen Durchblutungssteigerung am Auge. Hierfür sind natürlich Punkte in der Nähe des Auges zu setzen, weshalb unbedingt erfahrene Akupunkturärzte die Therapie durchführen müssen. Vor nichtärztlichen, oft sehr teuren Aku-punkturbehandlern sei gewarnt! Nicht zuletzt natürlich spielen bei der Akupunktur auch energetische Überlegungen eine Rolle. Die chinesischen Syndrome müssen bei der Makuladegeneration genau erkannt werden, und hier steht eine Schwäche der Niere und der Leber, häufig auch der Milz, im Vordergrund. In einigen Fällen kann eine von dem Heilpraktiker Professor Boel entwickelte Akupunkturform sinnvoll sein.

Chronische Bindehautentzündung ✪✪✪

Bei der chronischen Bindehautentzündung handelt es sich um die häufigste Augenkrankheit überhaupt. Krankheitsauslösende Faktoren sind vor allem Hitze, Kälte, Zugluft, grelles Licht, aber auch übermäßig langes und angestrengtes Arbeiten, beispielsweise am Bildschirm. Zusätzlich gibt es eine allergische und eine hoch ansteckende infektiöse Bindehautentzündung. Meist lässt sich jedoch die Ursache der Bindehautentzündung, die über Jahre bestehen kann, nicht sicher herausfinden, und die im Allgemeinen schwierige und wenig dankbare Therapie bleibt symptomatisch.

Ein solcher Therapieversuch ist unbedingt dann empfehlenswert, wenn mit konventionellen Methoden keine oder nur kurzfristige Besserungen zu erzielen sind. Mit einer konsequent durchgeführten Akupunktur lässt sich das Krankheitsbild dauerhaft bessern und auch beseitigen. Wie bei allen Augenerkrankungen werden auch hier Fernpunkte des Leber- und Gallenblasenmeridians gestochen. Hinzu kommen Nah- und Lokalpunkte am Auge. Als Behandlungsdauer sind zwischen 4 und 15 Sitzungen zu veranschlagen.

▮ Die nichtinfektiöse Bindehautentzündung (Conjunctivitis simplex) spricht sehr gut auf Akupunkturbehandlung an.

Chronische Bindehautentzündung

Anamnese: Frau C., 24 Jahre alt, leidet seit Jahren an einer immer wieder aufflackernden chronischen Bindehautentzündung. Bei Behandlungsbeginn befindet sie sich auf einer Urlaubsreise und hat mehrere Tage in einem zugigen Reisebus verbracht. Sie klagt über starkes Jucken der Augenlider und einen vermehrten Tränenfluss. Da die vielen Therapiemaßnahmen bisher keinen Erfolg zeigen, nimmt sie zeitweilig sogar kortisonhaltige Präparate. Sie weiß, dass Kortison die Entwicklung des grünen Stars auslösen kann, und entschließt sich daher zur Akupunktur.

Therapie: Gegeben werden mehrere lokale Nadeln sowie Punkte des Leber-Gallenblasen-Meridians. Schon während der Behandlung – nach etwa 10 Minuten – bemerkt Frau C., dass der Juckreiz am Auge deutlich nachlässt. Nach 2 Behandlungen ist sie beschwerdefrei. Sie wird mit dem Rat entlassen, so bald wie möglich mehrere Sitzungen hintereinander durchführen zu lassen, um so das Wiederauftreten der Bindehautentzündung zu verhindern.

Grüner Star ✪✪

Der grüne Star (Glaukom) beschreibt eine Erhöhung des Augeninnendrucks, deren Ursache meist in verminderten Abflussmöglichkeiten des Kammerwassers liegt. Zeichen einer Glaukomerkrankung sind Schmerzen im Bereich des Auges, besonders hinter dem Auge, sowie im späteren Stadium auch einseitige Gesichtsfeldausfälle. Häufig verläuft die Erkrankung schleichend und wird erst spät diagnostiziert, sodass dann bereits eine Schädigung des Sehnervs besteht, die zur Erblindung führen kann.

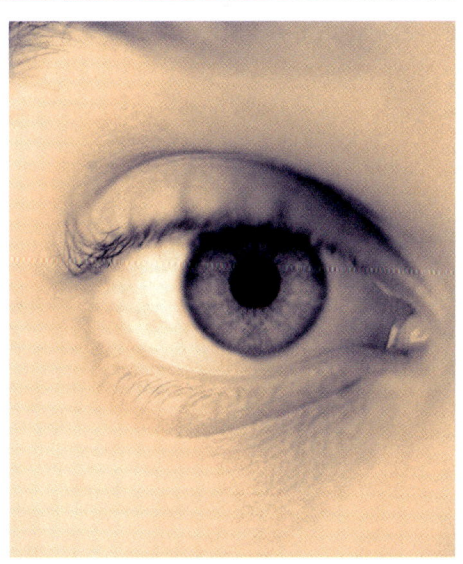

▶ Ihr Augenarzt wird Ihr Auge sorgfältig untersuchen.

Wichtig

Richtiges Vorgehen bringt Erfolg

Jede Akupunkturbehandlung eines grünen Stars sollte
- ▌ von einem sehr erfahrenen Akupunkturarzt vorgenommen werden und
- ▌ in Zusammenarbeit mit einem Augenarzt erfolgen, da die Gefahr der allmählichen Erblindung groß ist.

Halten sich Arzt und Patient an diese Richtlinien, sind Therapieerfolge möglich. Schon nach wenigen Akupunkturbehandlungen kann sich der Augeninnendruck senken.

Auch Patienten mit bis dahin therapieresistentem Glaukom spüren eine deutliche Besserung. Bevor über einen Therapieerfolg mit Akupunktur entschieden werden kann, sind mindestens 6 Behandlungen abzuwarten.

Netzhautentzündung ✪

Die Akupunktur kann bei einer Netzhautentzündung (Retinitis pigmentosa) helfen. Hier können die Patienten oft schon in der Kindheit schlecht sehen, besonders in der Dämmerung (Nachtblindheit). Später engt sich das Gesichtsfeld bis zur Erblindung immer mehr ein. Eine familiäre Häufung des Krankheitsbilds wird beobachtet.

▼ Hier ist Akupunktur bestens geeignet.

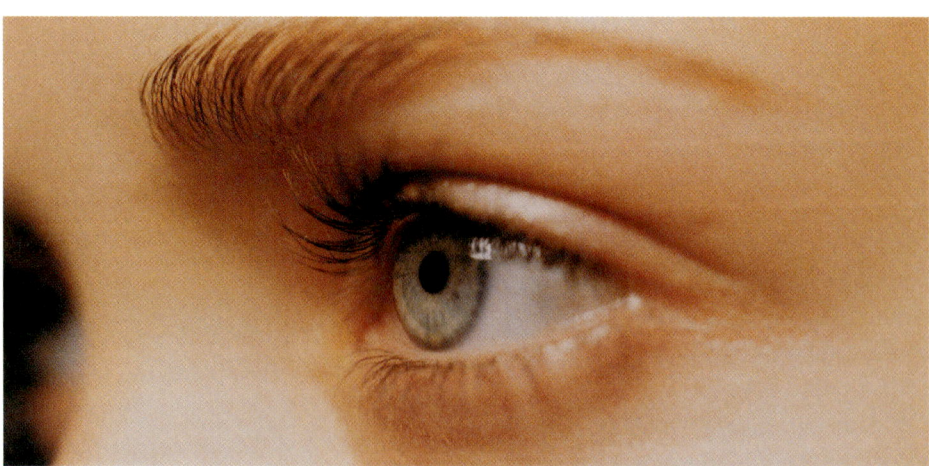

■ Angesichts der fehlenden Therapiemöglichkeiten bei Netzhautentzündung innerhalb der westlichen Medizin ist hier ein Therapieversuch mit
Akupunktur zu empfehlen.

Einige wissenschaftliche Arbeiten beschreiben gute Therapieergebnisse mit
Akupunktur. Sie soll die sonst unaus-
weichliche Erblindung verhindern.
Wichtig für gute Therapieerfolge ist der
frühzeitige Beginn der Behandlung. Die
Patienten berichten über eine subjekti-
ve Verbesserung des Sehvermögens und
können oft nach der Akupunktur erstmalig wieder lesen. Der Behandlungs-
zyklus von 2 Wochen entspricht dem
der Makuladegeneration.

Entzündung des Sehnervs ✪✪✪

Wie viele Nervenerkrankungen eignet
sich auch die Entzündung des Sehnervs
sehr gut für eine Akupunkturbehandlung.

■ Liegt eine Sehnerventzündung vor,
sollte die Akupunktur möglichst früh
nach Erkrankungsbeginn einsetzen
und in enger Absprache mit einem
Augenarzt erfolgen.

Schon nach 1–2 Behandlungen lässt
sich eine erhebliche Besserung der Beschwerden feststellen. Im Allgemeinen
sind insgesamt 6–12 Sitzungen erforderlich. Dies kann auch gelten, wenn die
Sehnerventzündung im Rahmen einer
multiplen Sklerose auftritt.

Ohrenerkrankungen

In China hat man in den 1960er-Jahren mit einigem Erfolg die Akupunkturtherapie systematisch zur Behandlung der Taubheit, besonders bei Kindern, oder Schwerhörigkeit angewandt. Dieses Anwendungsgebiet konnte sich in den westlichen Ländern nicht durchsetzen. Beeindruckende Erfolge erzielt die Akupunktur hingegen bei Hörsturz und Schwindel, immer wieder auch bei Tinnitus. Das Ohr wird in der Chinesischen Medizin der Niere zugeordnet. Eine Erschöpfung der Nierenenergie unter großem Stress und pausenloser Arbeit wird als Ursache der Erkrankung angesehen. Immer wieder kommen deshalb auch energetische Nierenpunkte zum Einsatz.

Mittelohrentzündung ✪✪✪

Besonders gut eignet sich die akute Mittelohrentzündung (Otitis media) für die Akupunktur. Die gerade bei Kindern starken Ohrenschmerzen lassen schon während der ersten Sitzung deutlich nach, da die Schleimhäute sehr schnell abschwellen. Hierdurch wird auch der Sekretabfluss aus dem Ohr gefördert, was den Krankheitsverlauf und die bei jeder Mittelohrentzündung bestehenden Komplikationsgefahren reduziert. Erheblich langwieriger und mit geringeren Erfolgsaussichten, jedoch angesichts fehlender wirkungsvoller konventioneller Therapieformen immer noch empfehlenswert ist die Akupunkturbehandlung der chronischen Mittelohrentzündung. Hier müssen Sie erfahrungsgemäß mit 10–20 Akupunktursitzungen rechnen.

Tinnitus ✪✪

In der westlichen Medizin gilt der Tinnitus als nahezu unbehandelbar. Gerade angesichts fehlender westlicher Behandlungsmethoden ist ein Therapieversuch mit Akupunktur besonders empfehlenswert. Immer wieder gelingt es auch, über Jahre bestehenden Tinnitus mit Akupunktur zu mindern oder gar zu beseitigen, andererseits gibt es Patienten, die nur wenige Tage an Tinnitus leiden und bei denen tatsächlich keine Behandlung hilft. Tinnitus ist die Erkrankung, bei der sich ein Therapieerfolg am wenigsten voraussagen lässt, zu unterschiedlich sind die Ergebnisse.

❚ Wichtig ist eine genaue chinesische Einordnung der dem Ohrgeräusch zugrunde liegenden energetischen Störung. Oft findet man eine Füllestörung der Leber oder eine Leerestörung der Niere.

Unterstützend sollte zusätzlich zur Akupunkturbehandlung gegebenenfalls eine chinesische Phytotherapie erfolgen. Wir haben in den letzten 20 Jahren verstärkt den Eindruck gewonnen, dass darüber hinaus auch eine Sauerstofftherapie sehr hilfreich ist. In den meisten Fällen sollten etwa 15 Behandlungen erfolgen, ehe man den Therapieerfolg beurteilen kann.

Gleichgewichtsstörung ✪✪✪

Gleichgewichtsstörungen (Vertigo) können unterschiedlich begründet sein. Sofern sie nicht Symptome allgemeiner Kreislauf- oder Nervenerkrankungen sind wie multipler Sklerose, werden meistens lokale Durchblutungsstörungen im Bereich des Innenohrs, Kristallausfällungen in der Innenohrflüssigkeit, Viruserkrankungen und auch Bewegungsstörungen der Halswirbelsäule als Ursachen angesehen. Alle diese möglichen Krankheitsfaktoren müssen fachärztlich untersucht werden.

Oft lassen sich lang anhaltende Gleichgewichtsstörungen mit Ohrgeräuschen und Hörminderung durch manualtherapeutische Deblockierung der oberen Halswirbel bessern. Häufig bleiben jedoch die aufwändigsten Untersuchungen ohne Ergebnis, und als Patient leidet

man jahrelang an einer Krankheit, bei der man das Gefühl hat, dass einem buchstäblich der »Boden unter den Füßen weggezogen wird«.

Hilfe bei Morbus Ménière ✪✪

Viel Erfahrung und eingehendes Wissen in der chinesischen Krankheitslehre benötigt die Behandlung von Morbus Menière, einer Erkrankung, bei der plötzliche Schwindelanfälle zusammen mit Ohrgeräuschen und Hörverlust auftreten. Da bei diesem Krankheitsbild konventionelle Therapien häufig nicht weiterhelfen, empfiehlt sich die Akupunkturbehandlung. Die Anzahl der erforderlichen Akupunktursitzungen liegt zwischen 8 und 15.

Entzündung des Gleichgewichtsnervs ✪✪✪

Die akute Entzündung des Gleichgewichtsnervs eignet sich hervorragend zur Akupunkturtherapie, sofern sie frühzeitig genug einsetzt. Das Krankheitsbild äußert sich durch innerhalb von Stunden zunehmenden Schwindel, der ohne Therapie Wochen, Monate oder Jahre anhalten kann.

▌ Als besonders empfehlenswert hat sich gezeigt, mit der Akupunkturtherapie bereits am ersten oder zweiten Krankheitstag zu beginnen.

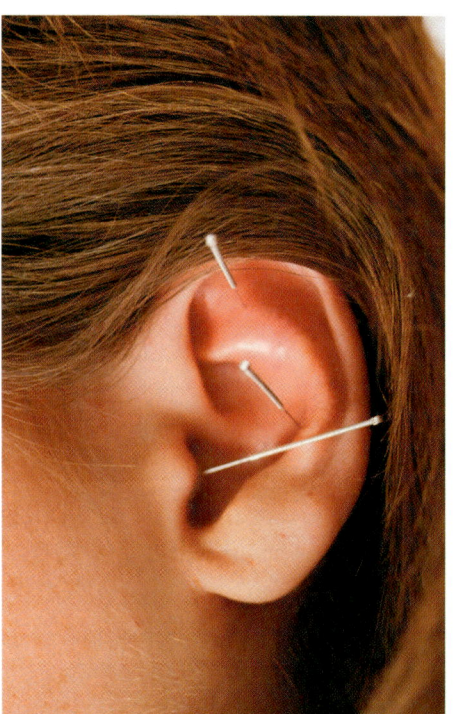

Wichtig ist die Nadelung lokaler am Ohr und der Ohrwurzel gelegener Punkte, wobei die Nadeln im akuten Stadium der Erkrankung bis zu einer Stunde belassen werden können. Zusätzlich sind Fernpunkte mit einzubeziehen. Man wählt Punkte des Leber- und Nierenmeridians, da das Ohr dem Funktionskreis Niere zugeordnet ist und der Schwindel als Ausdruck einer Störung im Leber- oder Nierenorgan angesehen wird.

Liegt den Gleichgewichtsstörungen keine Entzündung des Gleichgewichtsnervs zugrunde, sondern eine Verspannung der Nackenmuskulatur mit Schmerzausstrahlung in den Ohrbereich, so sind natürlich auch Akupunkturpunkte zur Beseitigung muskulärer Nackenverspannungen auszuwählen. Häufig sind in solchen Fällen zusätzlich Massageanwendungen und krankengymnastische Übungen der Nackenmuskulatur empfehlenswert.

2–7 Akupunktursitzungen sind zur Behandlung im Akutstadium notwendig; meist bessert sich das Krankheitsbild von Sitzung zu Sitzung deutlich, sodass die Beschwerden in der Regel nach einer Woche behoben sind.

◀ Auch die Ohrakupunktur kann manchmal bei Gleichgewichtsstörungen eingesetzt werden.

Entzündung des Gleichgewichtsnervs

Anamnese: Herr A. verspürt während eines Zirkusbesuchs plötzliche Gangunsicherheit und daraufhin zunehmenden Drehschwindel, den er zuerst auf die schlechte Luft und ein kurz zuvor getrunkenes Glas Bier zurückführt. Aber der Schwindel lässt nicht nach, und als er am nächsten Morgen aufwacht, verursacht schon die kleinste Kopfbewegung einen mit Übelkeit und Erbrechen einhergehenden Drehschwindel. Zweitägige Bettruhe bringt keine Besserung.

Diagnose: Der Ohrenarzt diagnostiziert zunächst einen Morbus Menière, dann aber wegen des permanent anhaltenden Schwindels eine Entzündung des Gleichgewichtsnervs. Die verordneten Medikamente bringen innerhalb der folgenden Tage keine Besserung. Eine daraufhin in der Universitätsklinik durchgeführte elektrische Untersuchung der Augenmuskulatur zeigt sogar einen vollständigen Ausfall des Gleichgewichtsnervs.

Therapie: Neben der bisher erfolglosen medikamentösen Therapie entschließt sich Herr A. nun zur Akupunktur. Die 1. Sitzung erfolgt im Liegen, da Herr A. sich praktisch nicht bewegen kann, ohne dass sich der Schwindel unerträglich verstärkt. Am 2. Behandlungstag kann Herr A., wenn auch noch sehr unsicher, wieder gehen. Von Sitzung zu Sitzung bessert sich das Krankheitsbild. Nach 5 Sitzungen ist Herr A. vollständig beschwerdefrei.

Verlauf: 2 Wochen später bemerkt Herr A. plötzlich – und diesmal viel stärker als beim ersten Mal – ein Wiederauftreten des Schwindels. Diesmal wird sofort die Akupunkturtherapie eingesetzt, und noch während der Sitzung verschwinden nach etwa 40 Minuten die Beschwerden. 7 Jahre nach der akuten Entzündung des Gleichgewichtsnervs ist Herr A. noch immer beschwerdefrei.

AUS DER PRAXIS

Herz-Kreislauf-Erkrankungen

Nach der Chinesischen Medizin sind ein hektisches Leben, in dem man wie ein Jongleur „5 Bälle gleichzeitig in der Luft hält", Ursache von energetischen Störungen des Herzens. Und da das Herz in der Chinesischen Medizin für die Blutbildung und den Bluttransport verantwortlich ist, können Störungen des Blutdrucks auftreten. Die Möglichkeit der Akupunktur, physische und psychische Symptome gleichzeitig zu behandeln, da sie in der TCM nicht als grundlegend getrennte Einheiten angesehen werden, kommt bei der Therapie von Herz-Kreislauf-Erkrankungen besonders zum Tragen. Häufig bemerkt der Patient neben dem Abklingen der Herzbeschwerden, dass sich sein »allgemeines Lebensgefühl« bessert, er weniger Angst hat und insgesamt ausgeglichener ist.

Funktionelle Herzerkrankung ✪✪

Unter funktionellen Herzerkrankungen versteht man Herzbeschwerden, für die sich keine organischen Ursachen finden lassen. Der Patient leidet unter Unruhezuständen, Schmerzen im linken Brustkorb, die in den linken Arm ausstrahlen, unter Luftnot und zermürbender Angst vor Herzattacken, manchmal begleitet vom Gefühl, als ob ihm das Herz bis zum Hals schlagen würde.

▌ In der Traditionellen Chinesischen Medizin sieht man diese Störungen als Ausdruck eines Energieungleichgewichts im Herzen (Feuerelement), oft auch in den Nieren (Wasserelement) oder der Leber (Holzelement) an. Bei chronischen funktionellen Herzbeschwerden ist meist das Qi dieser Organe geschwächt.

Auch sind hier die plötzlichen Attacken von Herzrasen zu erwähnen (paroxysmale Tachykardien), bei denen die Akupunktur in jedem Fall versucht werden sollte. Eine Beruhigung der Herzfrequenz unter der Akupunktur lässt sich zum Beispiel im Echokardiogramm beobachten.

Punkte des Herz- und Nierenmeridians werden zur Behandlung dieser Beschwerden meistens kombiniert gegeben. Die Behandlungsanzahl reicht von 4 bis über 20 Sitzungen.

Bluthochdruck, niedriger Blutdruck, Kreislauf-störungen, vegetative Dystonie ✪✪

Kreislaufstörungen und Blutdruckfehl-regulationen werden in der TCM als Ausdruck eines energetischen Ungleich-gewichtes zwischen den Organen Leber, Niere und Herz angesehen. Daher ist eine genaue Analyse des Krankheitsbilds hinsichtlich seiner Zugehörigkeit zu den 5 Elementen besonders wichtig. Der Arzt achtet auf Begleitsymptome wie Kopfschmerz, Schwindel, Ohrgeräusche oder Schlaflosigkeit.

Ein noch nicht zu lange bestehender es-senzieller Bluthochdruck (Hypertonie), dem keine innerhalb der westlichen Me-dizin zu diagnostizierende Ursache zu-grunde liegt, lässt sich mit Akupunktur günstig beeinflussen. Hier wendet man spezielle Akupunkturtechniken an, bei-spielsweise den »Mikroaderlass«. Dabei werden an manchen Akupunkturpunk-ten nach dem Einstich der Nadel wenige Tropfen Blut herausgepresst.

Lässt sich der Blutdruck mit der Aku-punktur allein nicht vollständig norma-

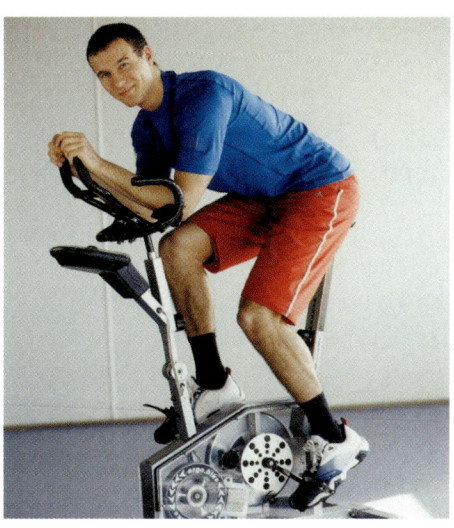

▲ Bewegung ist – neben Akupunktur – das Mittel der Wahl.

lisieren, so empfiehlt die Chinesische Medizin die zusätzliche Therapie mit chinesischen Kräuterarzneien, aber auch mit westlichen Medikamenten. Je nach bestehendem Energieungleichgewicht wird zusätzlich auch die Moxibustion angewandt. In der täglichen Lebensfüh-rung sollten Sie als Patient unbedingt auf körperlichen Bewegungsausgleich achten.

Gut zu wissen

Am besten ist: im Liegen behandeln lassen

Einige Akupunkturpunkte wie der Punkt Leber 3 am Fußrücken wirken so stark auf den Blutdruck, dass durch Nadelung dieses Punkts der Blutdruck sehr schnell absinkt. Diese Behandlung sollte deshalb immer im Liegen stattfinden.

■ Niedriger Blutdruck (Hypotonie) und Kreislauflabilität werden in der Chinesischen Medizin als typische Energiedefizitsymptome angesehen.

Um das allgemeine Qi des Körpers wieder aufzubauen, setzt man neben der Akupunktur auch die Ernährungstherapie sowie die Moxibustion ein. Als Patient sollten Sie unterstützend Kneipp'sche Güsse anwenden und unbedingt auf genügend Schlaf achten, der das Qi stärkt.

Zur Akupunkturtherapie des niedrigen Blutdrucks bedient man sich vornehmlich einer kräftigenden tonisierenden Nadeltechnik. Dies bedeutet, dass der Arzt eher dünne Akupunkturnadeln wählt und diese 20 Minuten belässt, ohne sie zusätzlich manuell oder elektrisch zu stimulieren.

Arterielle und venöse Durchblutungsstörungen ✪✪

Durchblutungsstörungen, die auf mangelnder arterieller Durchblutung oder venöser Stauung des Blutes beruhen, sind nach traditioneller chinesischer Vorstellung durch eine Blockierung des Bluts und des Qi bedingt. Ziel ist es, die Blockierungen aufzuheben. Hierzu werden neben Punkten, die auf das Blutgefäßsystem allgemein wirken, auch viele Punkte von jenen Meridianen ausgewählt, die über das erkrankte Körperareal ziehen.

Morbus Raynaud ✪ – ein Akupunkturversuch lohnt

Zu den Durchblutungsstörungen gehört auch der Morbus Raynaud. Hier findet sich eine auf Hände oder Füße begrenzte, oft anfallsartige Minderdurchblutung, sodass die Patienten plötzlich kalte, weiße, teilweise sehr schmerzhafte Finger oder Zehen aufweisen (»Leichenfinger«). Auch bei dieser Erkrankung, der meist Verkrampfungen (Spasmen) der Gefäße zugrunde liegen, sollte ein Therapieversuch mit Akupunktur erfolgen.

Leidet der Patient an »kalten Schwellungen«, die sich in wässrig aufgedunsener (ödematöser) Haut äußern, oder an bläulichen Schwellungen, wie sie Krampfadern oft hervorrufen, so erwärmt man die betroffenen Körperareale zusätzlich durch Moxibustion. Die Erfolge der Akupunktur sind bei funktionellen Durchblutungsstörungen wie Gefäßspasmen sehr gut. Sie sind weniger gut bei Durchblutungsstörungen, die durch anatomische Veränderungen wie beispielsweise arterielle Gefäßverkalkung bedingt sind.

Erkrankungen der Atmungsorgane

Chronische Bronchitis, Asthma und vor allem Allergien bei Kindern und jungen Erwachsenen sind hier die wichtigsten Einsatzgebiete der Akupunktur. In Deutschland ist das leider allerdings noch zu wenig bekannt. Mithilfe neuer wissenschaftlicher Studien, für die wir uns sehr einsetzten, sollen die Möglichkeiten hier verbessert werden.

Eine seltenere Erkrankung, der Verlust des Geruchssinns – der häufig nach An-tibiotikatherapie auftritt –, ist in diesem Zusammenhang noch zu nennen. Meist liegt aus chinesischer Sicht eine Qi- oder Yang-Schwäche der Lunge vor, was sich an der zunehmenden Kurzatmigkeit erkennen lässt. In China behandelt man den Verlust des Geruchssinns häufig mit Akupunktur. Wir konnten immer wieder Patienten beobachten, bei denen sich nach relativ kurzer Zeit der Geruchssinn mindestens teilweise zurückbildet.

Allergie ✪✪✪

In Deutschland leiden 12 Millionen Menschen an einer Allergie. Die Symptome sind: verstopfte Nase, Niesanfälle, Fließschnupfen oder entzündete Augen. Bei 40 Prozent der Allergiker kommt Asthma hinzu, und sie leiden unter Schlafstörungen und Kopfschmerzen. Dabei sind es lediglich 6 Pollenarten (Hasel, Erle, Birke, Gräser, Roggen und Beifuß), die bei 90 Prozent die Allergien auslösen. Betroffen sind die Beteiligten meist von März bis Oktober.

Neuere wissenschaftliche Arbeiten aus Hongkong und Deutschland bestätigen hier unsere Erfahrungen. Diese kon-

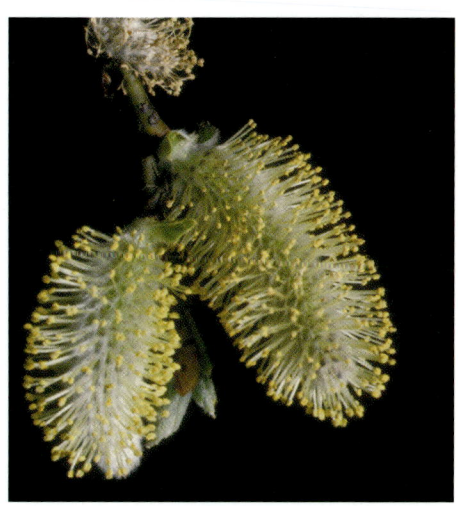

▲ Bekannte Allergene möglichst vermeiden.

Schwerste Allergie mit Asthma

Anamnese: Der 13-jährige M. stellt sich mit schwerstem, seit dem 4. Lebensjahr bestehendem Heuschnupfen, allergischem Asthma und Bindehautentzündungen in unserer Praxis vor. Die Allergie besteht gegen Beifuß, Linde, Birke und andere Pollen mit jährlichem Beschwerdemaximum von März bis August. Täglich nimmt er hohe Dosen Kortison und Antiallergika, Nasen- und Augentropfen. Bedingt durch das Kortison legt er massiv an Gewicht zu. Trotz medikamentöser Behandlung stellt sich keine Besserung der Allergie ein. Im Gegenteil, nächtliche Asthmaanfälle kommen hinzu. Innerhalb von 4 Jahren bekommt er 8 Lungenentzündungen. Seit Jahren ist er daher vom Schulsport befreit – wegen Atemproblemen. Morgens müssen die verklebten Augen zunächst mit einem feuchten Tuch »eingeweicht« werden, bevor M. sie öffnen kann. Auch die Desensibilisierung bleibt ohne Erfolg.

Therapie: Die ersten 10 Sitzungen und Eigenblutbehandlungen hat M. im Frühjahr. Bereits nach der 3. Sitzung zeigt sich eine deutliche Besserung.

Verlauf: Den ganzen Sommer über ist er erstmalig seit Jahren beschwerdefrei. In den beiden Folgejahren wird jeweils die Akupunktur wiederholt. Seit nunmehr 7 Jahren ist M. bis auf ab und an auftretende schwache Nasenreizungen beschwerdefrei. Sein Gewicht hat sich normalisiert, er ist ein begeisterter Sportler – Kortison und die schweren Antiallergika kennt er nur noch aus der Vergangenheit.

trollierten Studien zeigen, dass sich die Symptome und die Lebensqualität nach einer Akupunkturbehandlung signifikant bessern. Die Anzahl symptomfreier Tage erhöht sich. Dies bestätigen ebenso die Ergebnisse der großen Studie der Techniker Krankenkasse zur Allergie wie auch neueste tierexperimentelle Ergebnisse – hier dämpfte die spezifische Akupunktur Entzündungsreaktionen an den Bronchien (Bronchitis). Unsere positiven Erfahrungen mit über 7000 Behandlungen bei Allergikern gehen noch weit über diese wissenschaftlichen Erkenntnisse hinaus. Hiernach sollte wirklich bei jedem Allergiker ein Therapieversuch mit Akupunktur erfolgen. Wir erzielen die besten Ergebnisse, und das bedeutet oftmals Ausheilung der Erkrankung bei Kindern und jungen Erwachsenen. Chinesische Syndrome, die bei der Allergie meist eine Rolle spielen, gehören zur Lunge, zu Milz/Pankreas und zur Leber. Deshalb gibt man zusätzlich zu wichtigen Lokalpunkten, die je nach Krankheitsbild gewählt werden, immer auch Punkte dieser Organe hinzu. Wichtig ist hierfür eine genaue chinesische Diagnostik.

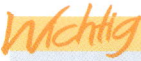

Frühzeitig behandeln bringt den Erfolg

Bei saisonbedingten Allergien sollte man möglichst 2–3 Monate vor Beginn der Erkrankung mit der Therapie anfangen – also meist im Januar. Normalerweise sind 8–15 Sitzungen erforderlich, wobei dieser Zyklus bei Bedarf im nächsten und übernächsten Jahr wiederholt werden muss. Nach unserer Erfahrung bessern sich zuerst das Asthma und das Auge, dann die gereizte Nase.

Lungenasthma ✪✪, Asthma bei Kindern ✪✪✪

Allergisch oder infektiös bedingtes Lungenasthma ist eines der bekanntesten Anwendungsgebiete der Akupunktur. Bei Erwachsenen zielt die Behandlung auf

- Unterbrechung des akuten Asthmaanfalls
- Reduzierung der notwendigen Medikamente beim chronischen Asthma und völlige Heilung.

Die Behandlung des akuten Asthmaanfalls zeigt, wie schnell und drastisch eine Beschwerdebesserung mit Akupunktur zu erzielen ist. Wie immer bei akuten Erkrankungen muss beim akuten Asthmaanfall der Akupunkturpunkt mit der Nadel stimuliert werden. Meist dauert es zwischen 2 und 4 Minuten, bis der Patient wieder normal atmen kann. Die Tatsache, dass der akute Asthmaanfall gehäuft morgens zwischen 3 und 5 Uhr auftritt, weist auf die Bedeutung der chinesischen Organzeiten hin.

Auch langwierige Akupunkturtherapien lohnen sich für den Patienten, wenn sein Gesamtbefinden sich bessert und die täglich einzunehmenden Medikamente, zum Beispiel Kortikoide und andere, die häufig auch Herz und Kreislauf belasten, reduziert oder gar abgesetzt werden können.

Die richtige Arztwahl ist entscheidend

Bei Kindern lässt sich Asthma durch Akupunktur häufig ausheilen. Allerdings sollte diese Krankheit, deren Entwicklung oft schwer voraussehbar ist und bei der die akuten Anfälle lebensbedrohlich werden können, mit Akupunktur nur von einem Arzt behandelt werden, der sowohl in der westlichen als auch in der chinesischen Therapie dieser Erkrankung erfahren ist.

▪ Die Behandlung des chronischen Asthmas versucht, die von Patient zu Patient sehr unterschiedlich verschobenen Energieverhältnisse harmonisierend auszugleichen.

Psychische Störungen, die bei Asthma begleitend auftreten, bessern sich im Laufe der Therapie. Mit adäquat durchgeführter Akupunktur kann man gut zwei Dritteln aller behandelten Patienten für lange Zeit helfen. Es werden 10–30 Sitzungen benötigt; manchen Patienten muss man über Jahre hin krankheitsbegleitend therapieren.

Chronische Infektanfälligkeit ✪✪✪

Treten öfter pro Jahr Infekte verschiedener Organe auf, spricht man von chronischer Infektanfälligkeit. Am häufigsten betroffen sind die Atemwege mit Nase, Rachen und Bronchien, wobei die Atemwege entweder austrocknen oder verschleimen.

▪ Aus chinesischer Sicht handelt es sich bei Infektanfälligkeit um eine Schwäche der Abwehrenergie, des Wei Qi, was den Erregern ermöglicht, von außen mit der Zeit in die Tiefe des Körpers einzudringen.

AUS DER PRAXIS

Chronische Infektanfälligkeit

Anamnese: Seit Eintritt ins Berufsleben leidet Frau K., eine 35-jährige Juristin, unter chronischen, meist fieberhaften Infekten – Halsschmerzen mit Mandelentzündungen, dazu Blasenentzündungen und lästige teigige Hautunreinheiten. Am schlimmsten aber sind die immer wiederkehrenden Bronchitiden mit chronischem Husten, der die Patientin jedes Mal auch unter Antibiotikatherapie über Monate quält.

Diagnose: Allgemeine Wei-Qi-Schwäche mit heißem Schleim in der Lunge ist in diesem Fall das chinesische Syndrom. Zur Lunge gehört hier auch die Haut, und eine Schleimbildung führt somit sowohl zur Bronchitis wie auch zu Hautunreinheiten.

Therapie: 12 Akupunktursitzungen mit abwehrstärkenden Punkten wie dem Punkt Dickdarm 11 sowie der chinesischen Arzneikräuterrezeptur »Jade Windschutz Pulver« beenden die Infektanfälligkeit. Seit 2 Jahren ist die Patientin vollständig beschwerdefrei.

Dies führt dann zu kaltem oder heißem Schleim in der Lunge. Antibiotika helfen zwar meist kurzfristig, aber sie schließen nach chinesischer Auffassung die Kälte im Körper ein. Hieraus erklärt sich die zunehmende Anfälligkeit für die nächste Erkältung. 10–15 Akupunkturbehandlungen sind erforderlich, die bei schweren Verläufen eventuell zu wiederholen sind. Wichtig ist der Einsatz von chinesischen Arzneikräutern als begleitende Therapie.

Fieberhafte Erkältung, Grippe ✪✪

Fieberhafte Erkältungen und Grippe sind typische Beispiele für Krankheitsbilder, die im chinesischen Sinne durch »äußere« krankheitsfördernde Einflüsse verursacht werden, und für Erkrankungen, bei denen zu Beginn die äußeren Körperschichten wie Muskeln und Sehnen (Gliederschmerzen) betroffen sind. So zeigen sich als erste Symptome

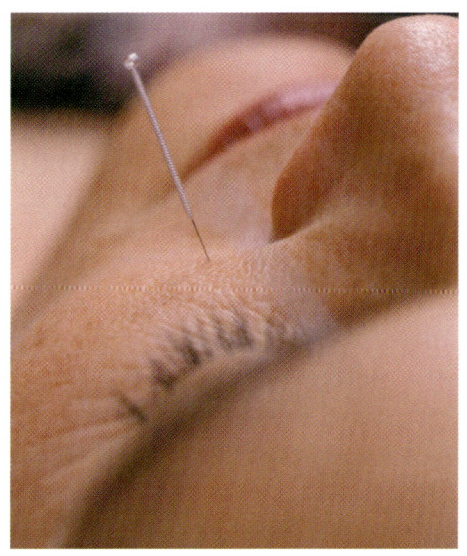

eines grippalen Infekts vor allem ziehende Lenden- und Nackenschmerzen, zusätzlich auch Kopfschmerzen. Später werden die Atemwege in Mitleidenschaft gezogen. Die Nasenschleimhäute trocknen aus, und man verspürt einen Juckreiz; Schnupfen und Husten beginnen. Zu diesem Zeitpunkt der Krankheit stellt sich meist Fieber ein, manchmal von Schüttelfrost begleitet.

❚ Die wichtigsten äußeren Einflüsse, die die Grippe verursachen, sind nach chinesischer Auffassung Kälte und Wind.

Auch bei uns spricht man davon, dass man sich erkältet oder eine Grippe »eingefangen« habe. Die Kälte greift vor allem den Blasenmeridian an, in dessen Verlauf im Lendenbereich die Muskelschmerzen lokalisiert sind; manchmal werden sie auch als ein Ziehen der Nieren missdeutet. Der Wind hingegen

◀ Bei Schnupfen wird immer auch der Punkt Yintang genadelt.

Tipp

Gegen Grippe vorbeugen

Besonders zu Beginn eines grippalen Infekts empfiehlt sich die Akupunkturbehandlung. Auch Patienten, die immer wieder an grippalen Infekten leiden, sollten erwägen, sich mit Akupunktur behandeln zu lassen. Hier kann eine vorbeugende Therapie die Gesamtkonstitution des Menschen und mithin seine Abwehrkraft gegen Infektionskrankheiten deutlich stärken.

verursacht eine Störung des über den Nacken verlaufenden Gallenblasenmeridians: Viele wissen, dass gerade Zugluft zu Nackenbeschwerden führt.

Diese Zuordnung von äußeren krankheitsfördernden Einflüssen zu den jeweils betroffenen Meridianen, Kälte – Blasenmeridian und Wind – Gallenblasenmeridian, basiert auf klinischer Beobachtung und fügt sich gleichzeitig in das Konzept der 5 Elemente: Die Gallenblase ist das Yang-Organ des Holzelements und Wind der zugehörige krankheitsfördernde Faktor; die Blase ist das Yang-Organ des Wasserelements, zugehöriger krankheitsfördernder Faktor ist die Kälte.

Ziel der Akupunktur im chinesischen Sinne ist es zum einen, »den Wind zu vertreiben«, zum anderen, die durch die Kälteeinflüsse hervorgerufenen Blockierungen des Blasenmeridians zu lösen. Ist die Krankheit noch im Anfangsstadium, sind also ausschließlich die äußeren Körperschichten betroffen, dann gelingt dies häufig mit nur 1–2 Sitzungen. Ein Eindringen der Krankheit in tiefere Schichten wird verhindert, das heißt, aus einer banalen Erkältung entsteht keine schwere Bronchitis, Lungenentzündung oder Nebenhöhlenentzündung. Bei der Behandlung wählt man zusätzlich Punkte aus, die ganz allgemein die Abwehrkraft des Körpers stärken.

Treten neben den Gliederschmerzen auch noch Schnupfen und Husten auf, müssen Punkte des Lungenmeridians gegeben werden. Gerade Schnupfen im Anfangsstadium kann man mit einer einzigen Behandlung abwenden. Während der Sitzung lässt der Juckreiz nach, die Nasenatmung wird freier; Gleiches gilt für den Husten.

Normalerweise sind zur Therapie des grippalen Infekts je nach Erkrankungsstadium zwischen 2 und 5 Sitzungen erforderlich.

Rachenentzündung, Husten ✪✪✪

Auch Beschwerden wie Rachenentzündung (Pharyngitis) und Husten, die häufig einen grippalen Infekt begleiten, eignen sich gut zur Akupunktur. Patienten, die immer wieder an Rachenentzündungen oder so genanntem Reizhusten leiden, sollten sich einer Behandlung unterziehen.

▌ Wie beim grippalen Infekt gilt auch hier: Solange die Krankheit noch im Anfangsstadium ist, sind wesentlich weniger Akupunktursitzungen notwendig als im späteren Verlauf.

Es werden Lokalpunkte am Hals und Fernpunkte des Lungen- und des Dickdarmmeridians gegeben.

Bei dieser Krankheit ist zu beachten, dass über längere Zeit auftretende Symptome wie Husten, raue Stimme oder Schluckbeschwerden nicht nur harmlose Störungen, sondern auch Anzeichen einer schwereren Erkrankung sein können. Daher sollte man eine längere Akupunkturtherapie auch hier nicht ohne gründliche ärztliche Diagnostik beginnen.

Hustenattacken

Anamnese: Herr M. leidet seit einigen Jahren, gehäuft im Frühling und Herbst, immer wieder an Rachenentzündungen mit begleitendem Reizhusten. Vor gut 2 Jahren wurden die Mandeln entfernt, doch hat sich die Erkrankungshäufigkeit nicht verändert. Meist tritt der Reizhusten in den frühen Morgenstunden zwischen 3 und 5 Uhr auf. Der Husten stört den Schlaf, und Herr M. liegt stundenlang wach.

Diagnose: In der Traditionellen Chinesischen Medizin handelt es sich beim Husten meist um eine typische Yang-Fülle-Symptomatik der Lunge. Hierfür spricht nicht nur die Beobachtung bei Herrn M., sondern ganz allgemein bei fast allen Patienten mit solchen

Beschwerden, dass diese gerade zur Organzeit der Lunge auftreten.

Therapie: Behandelt wird Herr M. nur durch Stimulation eines einzigen Akupunkturpunkts: Lunge 11. Dieser Punkt liegt am Nagelwinkel des Daumens. Er wird ähnlich wie bei der Abnahme eines Blutzuckertests gestochen und ein kleiner Tropfen Blut herausgepresst. Durch diesen Mikroaderlass lässt sich die Yang-Energie – Blut ist ja (im Gegensatz zu Wasser) die Yang-Flüssigkeit des Körpers – der Lunge außerordentlich schnell verringern.

Verlauf: Nach nur einer Behandlung kann Herr M. ohne quälende Hustenattacken wieder durchschlafen.

AUS DER PRAXIS

Nasennebenhöhlenentzündung ✪✪✪

Die Nasennebenhöhlenentzündung (Sinusitis) kann die Komplikation eines gewöhnlichen Schnupfens sein. Zeichen einer akuten Nebenhöhlenentzündung sind chronischer Kopfschmerz mit Druckgefühl in Oberkiefer und Stirn, Fieber und Krankheitsgefühl, zuweilen auch Übelkeit. Leider neigen Erkrankungen der Nasennebenhöhlen zu chronischen Verläufen, die sich trotz hochdosierter Antibiotikagabe über Monate hinziehen. Besteht erst einmal eine Anfälligkeit dafür, so treten sie häufig immer wieder auf.

▌ Mit der Akupunkturtherapie sollte, eventuell begleitend zu einer Antibiotikagabe, gleich zu Beginn der Nebenhöhlenentzündung eingesetzt werden.

Aber auch dann, wenn Antibiotika schon über längere Zeit gegeben werden, ohne dass sich das Krankheitsbild entscheidend bessert, kann mithilfe von Akupunktur der chronische Krankheitsverlauf unterbrochen werden. Häufig ist auch die Moxibustion zusätzlich empfehlenswert. Es ist von 5–15 Sitzungen auszugehen.

Bronchitis ✪✪

Wenn die Bronchitis schon über Jahre besteht und kleinste körperliche Belastungen oder (krankheitsfördernde) Reize zum Aufflackern der Beschwerden führen, bleibt in der westlichen Medizin nur die symptomatische Therapie, die die Erscheinungsform der Krankheit, nicht aber deren Ursache behandelt. In der TCM hingegen erkennt man in den Symptomen einer chronischen Bronchitis oft eine energetische Schwäche der Lunge, eventuell begleitet von einer energetischen Schwäche der Milz oder auch der Niere. Hier ist eine Stärkung der Organe durch Akupunktur und Moxibustion, eventuell auch durch Ernährungstherapie möglich.

▌ Besondere Bedeutung bei der Akupunkturtherapie der Bronchitis hat neben lokalen und immunstimulierenden Punkten auch der so genannte Meisterpunkt der Atmungsorgane Ren 17.

Der Punkt Ren 17 liegt über dem Brustbein in Höhe der 4. Rippe, etwa auf Höhe der Brustwarzen. Er hilft bei vielen Erkrankungen der Atmungsorgane, und interessanterweise liegt er genau dort, wo man normalerweise Heileinreibungen, zum Beispiel mit ätherischen Ölen, bei Lungenerkrankungen vornimmt. Zusätzlich bewirkt die Akupunktur eine Verflüssigung des oft zähen Schleims, was das Abhusten erleichtert.

Magen-Darm-Erkrankungen

Von der akuten »Magen-Darm-Grippe« bis zu chronisch entzündlichen Darmerkrankungen reicht das Spektrum der Magen-Darm-Erkrankungen, bei denen die Chinesische Medizin hilft. Häufig reagieren die Patienten schon nach wenigen Akupunktursitzungen, oft legen sich Übelkeit, Erbrechen innerhalb von Minuten oder Stunden. Wahrscheinlich liegt dies an dem fort-

währenden Zellerneuerungsprozess im Magen-Darm-Trakt – alle 3 Tage werden die Schleimhautzellen im Körper neu gebildet, und das ermöglicht schnelle Heilung. Am wichtigsten ist nach unserer Einschätzung der Beitrag der Chinesischen Medizin bei chronisch entzündlichen Darmerkrankungen wie Morbus Crohn und Colitis ulcerosa.

Entzündliche Darmerkrankungen ✪✪✪

Chronische entzündliche Darmerkrankungen können in Dünndarm und Dickdarm lokalisiert sein, nur die Darmschleimhaut oder auch die ganze Darmwand kann befallen sein. Die Patienten leiden typischerweise an Bauchschmerzen, chronischen Durchfällen und häufig auch an Gewichtsverlust. Akute Entzündungsschübe können mit blutigem Stuhlgang und Fieber einhergehen.

▪ Bei chronischen entzündlichen Darmerkrankungen wie Colitis ulcerosa oder Morbus Crohn kann die Akupunktur meist in Verbindung mit chinesischen Arzneikräutern hervorragend helfen.

Die chinesische Arzneikräutertherapie ist inzwischen Teil der offiziellen Leitlinien der Schulmedizin für leichte bis mittelgradige Schübe der Erkrankung. Durch die TCM lässt sich häufig die Anzahl der Stuhlgänge pro Tag reduzieren, und die Bauchschmerzen nehmen ab. Zuerst wird sie meist zusammen mit der konventionellen Medizin eingesetzt. Konventionelle Medikamente können bei gutem Ansprechen auf die Chinesische Medizin reduziert werden. So lassen sich beim oft chronischen Verlauf der Erkrankung über Jahre erheblich Medikamente, meist Kortison, Immunsuppressiva und entzündungshemmende Medikamente, Antibiotika und damit Nebenwirkungen einsparen.

Durch die chronischen Darmentzündungen nimmt der Körper viele Nahrungsstoffe und Spurenelemente nicht mehr auf – ihm fehlt so »Nahrungsenergie«. Dies macht sich durch allgemeine Schwäche und Müdigkeit bemerkbar, später auch durch Erkrankungen der Gelenke, Muskeln und Sehnen sowie der Haut. Dann sind nach der Chinesischen Medizin alle Elemente betroffen, es finden sich Syndrome des Milz/Pankreas, der Lunge, der Niere, der Leber und

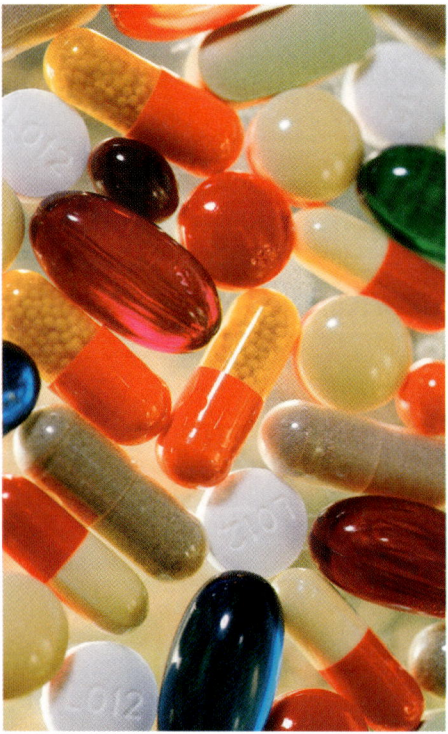

▲ Durch Akupunktur lässt sich die Medikamenteneinnahme drastisch reduzieren.

Gut zu wissen

Einsatz der ganzen Chinesischen Medizin

Durch Akupunktur, chinesische Arzneikräuter und Ernährungsempfehlungen lässt sich bei Colitis ulcerosa, Morbus Crohn & Co. nach unserer Erfahrung der langfristige Verlauf der Erkrankung erheblich bessern. Dogmatisches Entweder-oder zwischen Chinesischer Medizin und Schulmedizin ist bei diesem Krankheitsbild gefährlich. Die Behandlung muss durch einen in beiden Medizinsystemen erfahrenen Internisten erfolgen.

auch des Herzens. Die TCM kann nicht nur die Entzündungsaktivität des Darms mindern, sondern auch seine Verdauungsleistung stärken. Der Patient kann wieder Nahrungsenergie aufnehmen, die Lebensenergie Qi steigt an, und die vielen Begleiterkrankungen bessern sich erheblich oder verschwinden zeitweise ganz.

▌ Der wesentliche Beitrag der Chinesischen Medizin bei entzündlichen Darmerkrankungen liegt in der Einsparung von Medikamenten und der Beseitigung von Folgeerkrankungen.

10–15 Akupunktursitzungen sind erforderlich, die je nach Erkrankungsverlauf und Ansprechen auf die Therapie wiederholt werden müssen.

Colitis ulcerosa

»Ist die Mitte gesund, ist der Mensch gesund, und jede Krankheit kann geheilt werden.«

Anamnese: Frau H., 45 Jahre, Mutter von 2 Kindern, ist blass, müde, antriebsarm. Nun klagt sie über seit 10 Tagen bestehende krampfartige Schmerzen im linken Unterbauch mit blutigem Stuhl und Durchfall. Jeweils im Frühjahr und Herbst der letzten 12 Jahre leidet sie an dieser sie völlig schwächenden Erkrankung. Alles begann während ihrer ersten Schwangerschaft. Der Facharzt für Magen- und Darmleiden diagnostiziert eine Colitis ulcerosa. Unter einer Kortison- und Salizylattherapie, zeitweise im Krankenhaus mit intravenöser Ernährung, klingen die Beschwerden jeweils nach 4 Wochen ab. Die Erkrankung und die Therapien schwächen Frau H. aber so stark, dass sie versucht, sich mit Nahrungsergänzungsmitteln und Vitaminpräparaten zu helfen – erfolglos. Nun will sie kein Kortison mehr und bittet um eine Therapie mit Chinesischer Medizin und Akupunktur.

Diagnose: Die Verdauungsorgane, die Mitte des Menschen, sind erkrankt, und aus dieser chinesischen Sichtweise erklärt sich die allgemeine Schwäche der Patientin.

Therapie: Da es sich um einen entzündlichen Colitis-ulcerosa-Schub handelt, leiten wir zuerst die Hitze aus dem Dickdarm. So genannte Alarmpunkte und den Dickdarm sedierende Punkte werden mit ableitender Akupunkturtechnik gestochen. Die Patientin reagiert auch für uns erstaunlich schnell. Schon nach 2 Sitzungen ist die akute Entzündung gestoppt, die Bauchkrämpfe und der blutige Stuhl verschwinden. In den folgenden 13 Sitzungen konzentrieren wir uns auf die Stärkung der durch die chronische Erkrankung geschwächten Mitte – das Erdelement mit den Organen Milz/Pankreas und Magen sowie der Dickdarm werden tonisiert. Zusätzlich setzen wir Moxibustion, chinesische Arzneikräuter und eine chinesische Ernährungstherapie ein.

Verlauf: Beschwerdefrei ist Frau H. nach 2 Sitzungen, aber nach 15 Sitzungen verschwinden auch Müdigkeit, Antriebsarmut und Kraftlosigkeit. Sie kann wieder mit neuer Motivation und Kraft ihr Leben in die Hand nehmen, ihre Mitte ist wieder gesund. Nicht wie früher bereits nach 5 Monaten, sondern diesmal erst nach 1½ Jahren kommt ein erneuter Colitis-Schub. Wir behandeln mit gleicher Therapie und gleichem Ergebnis. Bis heute ist die Patientin beschwerdefrei.

Funktionsstörung des Darms ✪✪✪

Bei einer Funktionsstörung des Darms (Irritables Kolon) leidet man abwechselnd unter Verstopfung (Obstipation) und Durchfall (Diarrhö). Häufig begleiten Druck-, Spannungsgefühl, Blähungen und Bauchkrämpfe diese Beschwerden. Trotz gründlichster internistischer Diagnostik findet sich oftmals keine Ursache, und so glauben manche Patienten, an einem unerkannten Tumor erkrankt zu sein – die Angst vor Krebs kommt hinzu.

Darmfunktionsstörungen, Durchfall und Verstopfung sind als funktionelle Darmerkrankungen ohne anatomisch-organische Ursache mithilfe der westlichen Medizin auf Dauer nicht befriedigend zu behandeln. Deshalb sollte man unbedingt frühzeitig die Akupunktur einsetzen.

Im Verständnis der TCM handelt es sich hierbei um Funktionsstörungen des Organs Dickdarm, oft begleitet von Störungen des Erdelements mit den Organen Magen und Milz/Pankreas. Meist werden deshalb Punkte dieser Meridiane eingesetzt – teilweise bewährte symptomatische Akupunkturpunktkombinationen, die auf bestimmte Körperareale wie den Ober- oder den Unterbauch eine beruhigende und ausgleichende Wirkung ausüben, teilweise Punkte, die nach energetischen Zusammenhängen ausgewählt werden. Die Beschwerden bessern sich meist deutlich oder lassen sich auch ganz beseitigen.

▌ Bei Funktionsstörungen des Darms sollte die Akupunktur mit einer chinesischen Ernährungs- und Arzneikräutertherapie kombiniert werden.

Bei akuten Darmirritationen, wie sie bei einer Darmgrippe auftreten, genügen 2–3 Sitzungen, bei chronischen Störungen hingegen sind 10–20 Behandlungen erforderlich.

Info

Die Ursachen aufspüren

Durchfall findet man vermehrt bei ängstlichen, nervösen Patienten, wobei manchmal schon kleinste Aufregungen zu Durchfall führen. Bei der chronischen Verstopfung des Darms liegt die Ursache oft in ballaststoffarmer Ernährung und bewegungsarmer Lebensweise. Medikamente, die den Stuhlgang fördern sollen, helfen nur anfangs, verleiten zu chronischem Missbrauch und können auf Dauer selbst Obstipationsbeschwerden hervorrufen.

Nervöser Magen, Magenschleimhautentzündung, Magengeschwür ✪✪

Bei nervösem Magen oder Magenschleimhautentzündungen (Gastritis), die später zu einem Magengeschwür führen können, spüren die Patienten häufig ein Druck- oder Hitzegefühl im Oberbauch und eine immer wieder auftretende Übelkeit. Die Chinesische Medizin fasst die Beschwerden als eine Hitze des Magens auf, also einen Yang-dominanten Zustand.

Die Therapie besteht in der Reduzierung des Yang, eventuell in der Überführung des Yang in das Yin, und einer Stärkung des Magen- und Milz/Pankreas-Yin. Zusätzlich werden symptomatisch bewährte Akupunkturpunkte gegeben, die auf den Magen eine ausgleichende, beruhigende Wirkung ausüben. Das typische Völlegefühl im Oberbauch lässt meist schon während der ersten Sitzung deutlich nach. So kann der Arzt den Ober- und Unterbauch viel besser untersuchen, ohne dass es dem Patienten gleich übel wird.

Da eine Magenschleimhautentzündung oder auch ein Magengeschwür meist chronischer Natur ist, sind zur vollständigen Therapie mehrere Akupunktursitzungen – meist zwischen 10 und 25 – notwendig.

Chinesische Diätetik

Essen Sie bei nervösem Magen oder Magenschleimhautentzündung vermehrt »kühlende und befeuchtende« Nahrung wie Salate, Gemüse und Obst. Zur besseren Verdauung können Sie diese dünsten. Meiden Sie hingegen »heiße« Nahrung wie scharfe Gewürze, scharf angebratenes Fleisch oder hochprozentigen Alkohol.

Erbrechen ✪✪✪

Die Wirkung der Akupunktur gegen Übelkeit ist inzwischen durch mehrere fundierte Studien wissenschaftlich sehr gut belegt. Übelkeit und Erbrechen begleiten verschiedenste Erkrankungen. Sie entstehen bei allgemeinen Magen-Darm-Beschwerden, nach einer Operation, während der frühen Schwangerschaft oder auch bei Seekrankheit.

Bei der Therapie des Brechreizes mit Akupunktur ist unbedingt zu berücksichtigen, wodurch das Erbrechen hervorgerufen wird. Danach richtet sich im

Seekrankheit – beugen Sie vor

Eine Stunde bevor Sie in See stechen, kleben Sie ein kleines Pflaster mit einem Reiskorn – besser noch eine Akupunkturdauernadel – in die Vertiefung beidseits direkt hinter dem Ohrläppchen. Massieren Sie diese Stelle etwa alle 5 Minuten. Das Reiskorn oder die Dauernadel führt zur vermehrten Durchblutung des Punkts San Jiao 17, der beste Punkt gegen Übelkeit durch Reizung des Gleichgewichtsorgans. Schiff ahoi – und diesmal ohne Seekrankheit!

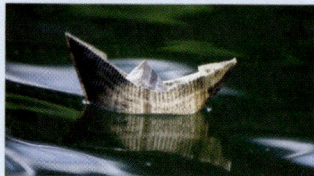

Einzelfall die Punktauswahl. So behandelt man bei Seekrankheit, bedingt durch das Gleichgewichtsorgan, zusätzlich mit Punkten in der Nähe des Ohrs. Die Akupunktur hilft hier schnell, zuverlässig und meist wesentlich langfristiger als die sonst üblichen Medikamente.

Der Punkt Perikard 6 wird praktisch immer bei Übelkeit und Erbrechen gegeben. Er liegt 2 Daumenbreit beugeseitig vor dem Handgelenk, genau zwischen den beiden Beugesehnen der Hand. Schon kräftige Akupressur hilft gegen Brechreiz, bei Akupunktur zusätzlich mit leichter manueller Stimulation dieses Punkts klingt die Übelkeit und somit das Erbrechen innerhalb weniger Minuten ab.

Wegen seiner ausgeprägten Wirkung auf den Magen gibt man den Punkt Perikard 6 auch häufig gegen Übelkeit nach einer Operation und während einer Chemotherapie.

Morgendliches Erbrechen in der Schwangerschaft ✪✪✪

Das während der Frühschwangerschaft auftretende morgendliche Erbrechen reagiert ebenfalls gut auf Akupunktur. Hier sollte die Akupunktur unbedingt vor medikamentösen Maßnahmen angewandt werden, da die üblichen brechreizmildernden Medikamente den Fötus schädigen können. Sie wirkt innerhalb von Minuten und somit wesentlich schneller als alle anderen Medikamente, die erst im Magen oder Darm aufgenommen werden müssen. Die Wirkung stellt sich meist noch während der Sitzung ein.

Schluckbeschwerden, Fremdkörpergefühl im Hals ✪✪

Schluckbeschwerden und Fremdkörpergefühl (Globusgefühl) im Hals können Symptome verschiedenster, auch sehr ernster Erkrankungen wie eitrige Mandelentzündung, Nervenerkrankung, Halswirbelsäulenerkrankung und Tumor sein. Vor einer Akupunkturtherapie sind diese rein organischen Ursachen der Schluckbeschwerden unbedingt auszuschließen.

Aber auch bei Schluckbeschwerden und Globusgefühl bleibt die Suche nach organisch-anatomischen Ursachen oft erfolglos. Die letzte Erklärung, die Arzt und Patienten übrig bleibt, ist häufig die, dass die Beschwerden psychisch bedingt seien.

Schluckbeschwerden lassen sich mit Akupunktur gut behandeln. Dabei ist jedoch wichtig, sich am jeweils individuellen Krankheitsbild zu orientieren. So können Punkte im Halsbereich oder auch Punkte im Nacken im Vordergrund stehen. Auch kann ein Energieausgleich zwischen den 5 Elementen notwendig sein. Denn im traditionellen chinesischen Sinne werden Schluckbeschwerden oder ein Fremdkörpergefühl häufig durch eine Energieansammlung im Organ Leber bedingt. Die durchschnittliche Behandlungsdauer beträgt 10 Sitzungen.

Info

Schluckauf ✪✪

Schluckauf tritt häufig bei kleinen Kindern auf, kann jedoch auch Erwachsene manchmal über Tage, Monate oder sogar Jahre quälen. Die Ursache des Schluckaufs ist unbekannt. In der Akupunktur setzt man Lokalpunkte und Punkte am Unterarm ein; zusätzlich wird häufig die Ohrakupunktur angewandt. Dabei werden Punkte gestochen, die den Oberbauch und den Schlund repräsentieren. Besteht der Schluckauf erst wenige Stunden, lässt er sich durch eine einzige Nadelung beheben. Chronischer Schluckauf erfordert mehrere Sitzungen.

Gynäkologische Erkrankungen und Erkrankungen der Blase

Schmerzen bei der Menstruation, Empfängnisstörungen, immer wiederkehrende Blasenentzündungen – dies sind meist Erkrankungen, bei denen die Funktion der Organe gestört, aber nicht deren Anatomie verändert ist. Dies bietet eine gute Voraussetzung für die Akupunkturtherapie. Nach der Chinesischen Medizin liegen hier in der Regel energetische Störungen im Wasserelement vor, meist handelt es sich um eine Nieren-Yin- und/oder -Yang-Schwäche. Dies geht oft einher mit Kälte in der Blase – chronische Blasenentzündungen und Infertilität können hier die Folge sein.

Empfängnisstörung ✪✪✪

Empfängnisstörungen (Sterilität) beruhen meist auf hormonellen oder auch anatomischen Störungen. So kann der Eileiter durch frühere Entzündungen anatomisch verändert sein. Bei Sterilität sollte zuerst ein Therapieversuch allein mit Akupunktur erfolgen.

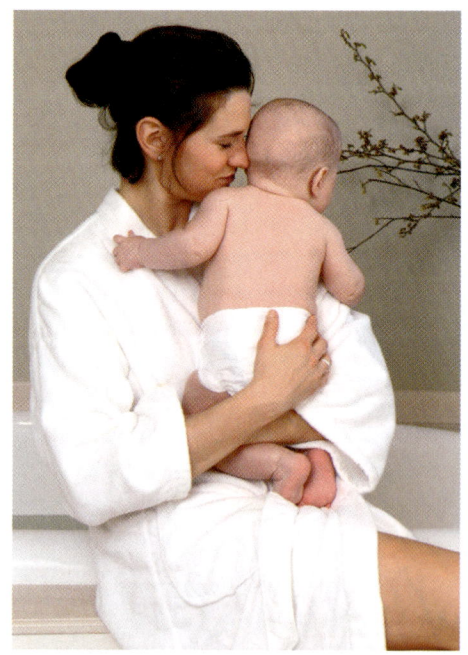

▮ Entzündungen der Eierstöcke und der Eileiter können zu Sterilität führen. Eine Akupunkturtherapie, eventuell ergänzt durch Moxibustion, sollte begleitend zur notwendigen Antibiotikagabe erfolgen, um einem chronischen Verlauf vorzubeugen.

▶ Auch bei Kinderwunsch empfiehlt sich Akupunktur.

Akupunktur unterstützt die künstliche Befruchtung

Zur Überprüfung der Wirksamkeit der Akupunktur bei der künstlichen Befruchtung führten der Wissenschaftler Paulus und seine Kollegen eine Studie durch. Dazu wurden 160 Frauen zwischen 21 und 43 Jahren nach einem Zufallsprinzip in zwei gleich große Gruppen eingeteilt. Allen Frauen wurde eine künstlich befruchtete Eizelle eingesetzt – eine Gruppe erhielt zusätzlich direkt vor und nach der Einpflanzung des Embryos jeweils eine 25-minütige Akupunkturbehandlung, die zweite Gruppe nicht. Nach 6 Wochen hatten 42,5 % der akupunktierten Frauen eine gesunde Schwangerschaft, aber nur 26 % der nicht akupunktierten. Das Ergebnis ist signifikant, und die Paulus-Studie führte vor allem in den USA dazu, die Akupunktur immer häufiger als zusätzliche Maßnahme bei der In-vitro-Fertilisation einzusetzen. Fragen Sie Ihren Gynäkologen, ob er mit einem erfahrenen Akupunkturspezialisten zusammenarbeitet. Häufig wird hier zusätzlich auch die chinesische Arzneikräutertherapie eingesetzt, und besonders wichtig ist die energetische Diagnostik. Bekannt sind uns Zentren in Düsseldorf, München und Ulm, die wie in den USA diese Kombinationstherapie anbieten.

Auch ist die Akupunktur sehr gut geeignet, den Erfolg einer künstlichen Befruchtung enorm zu erhöhen. In-vitro-Fertilisation (IVF) und intrazytoplasmatische Spermieninjektion (ICSI) sind nämlich in der Regel nur bei 25–30 % der Versuche erfolgreich. Durch Akupunktur lässt sich die Erfolgsrate bei IVF und ICSI erheblich steigern. Dies belegt auch die Paulus-Studie.

Bei Empfängnisstörungen werden neben den Lokalpunkten im Unterbauchbereich Punkte des Blasenmeridians am Rücken über dem Kreuzbein und zusätzlich Fernpunkte mit starker energetischer Wirkung gegeben. Da es sich bei Sterilität häufig um einen Leere- und Kältezustand handelt, ist die Erwärmung einzelner Akupunkturpunkte mittels Moxibustion empfehlenswert.

Auch bei einer Fruchtbarkeitsstörung des Mannes sollte ein Therapieversuch durchgeführt werden. Mehrere Studien zeigen, dass sich durch Akupunktur Anzahl, Beweglichkeit und Qualität der Spermien erhöhen lassen.

AUS DER PRAXIS (Radha Thambirajah)

Akupunktur bei In-vitro-Fertilisation

Anamnese: Eine 34 Jahre alte Psychologin und ihr jüngerer Mann hegen seit Jahren einen bisher unerfüllten Kinderwunsch. Da die Spermienqualität des Mannes gut ist, entschließen sie sich zu einer künstlichen, außerhalb des Körpers stattfindenden Befruchtung. Man entnimmt ihr 4 kleine Eizellen und friert diese nach der Befruchtung ein. 2 befruchtete Eizellen werden dann in den Uterus eingesetzt, aber beide nisten sich nicht ein. Auch ein 2. Versuch bleibt erfolglos. Daraufhin entschließt sie sich zur Akupunktur.

Therapie: Vor Beginn der Akupunktur muss sie jedoch ihre Ernährung umstellen. Bisher isst sie fast ausschließlich Salat, Obst und Sandwiches – Speisen, die aus chinesischer Sicht den Körper auskühlen. Auf ihrem Speiseplan stehen nun 4 Wochen lang wärmende Speisen: Gekochtes, Fisch, Hühnchen und ab und zu etwas Kaviar. Kaviar stärkt besonders das Yang der Nieren. Danach beginnt die Akupunktur – jeweils in den ersten 2 Wochen nach Einsetzen der Monatsblutung erfolgen 4 Sitzungen. Nieren-Yin und -Yang stärkende Punkte, ergänzt durch Moxibustion und eine Schröpfkopftherapie an den Shu-Punkten des Rückens werden eingesetzt. Im Ultraschall ist zu erkennen, dass die Eizellen unter dieser Therapie zur doppelten Größe heranreifen. Der Gynäkologe entnimmt 6 Eizellen, die wieder künstlich befruchtet werden. Schon die ersten beiden befruchteten Eizellen, die Zygoten, nisten sich sofort ein.

Verlauf: Der anschließende Schwangerschaftstest ist positiv. 2 Embryos, Zwillinge, beginnen sich zu entwickeln. Nach 2 Monaten stirbt ein Fötus ab, der andere wächst in einer problemlosen Schwangerschaft zu einem gesunden Jungen heran, der inzwischen 6 Monate alt ist.

Geburtserleichterung ✪✪✪

Schon lange setzte man in China die Akupunktur zur Geburtserleichterung ein. Seit den 1980er-Jahren werden auch hier solche Wochenstationen zur Geburtserleichterung angeboten. Bei gut 75 % aller Patientinnen lässt sich während der Geburt durch die Akupunktur eine sehr wirkungsvolle Schmerzlinderung erzielen. Schmerzmittel oder Narkotika, die die Vitalität des Babys beeinträchtigen können, werden überflüssig oder weitgehend eingespart. Eine weitere Möglichkeit dabei liegt in der Beschleunigung des Geburtsvorgangs selbst – die Akupunktur kann die Wehentätigkeit anregen.

▪ Die beruhigende Wirkung der Akupunktur führt zur Angstlösung und allgemeinen Entspannung der werdenden Mutter.

Zur Schmerzlinderung während der Geburt wählt man allgemein schmerzlindernde Punkte und kombiniert diese mit Punkten, die speziell auf den Unterbauch und die Gebärmutter wirken. Die Nadeln werden manuell oder elektrisch stimuliert. Sie behindern erfahrungsgemäß nicht die Bewegungsfreiheit während der Geburt.

Fehlender Milcheinschuss und Entzündung der Milchdrüsen ✪✪✪

Fehlenden Milcheinschuss (Laktationsschwäche) betrachten die Chinesen als Zeichen eines Leerezustands des Qi; häufig ist auch eine depressive Stimmungslage bedeutsam, die auf eine Blutschwäche nach der Geburt zurückgeführt wird. Hierbei stärkt man mit der Akupunktur allgemein das Qi und das Blut, speziell von Milz/Pankreas und der Leber. Die Moxibustion wird zusätzlich eingesetzt. Meist stellt sich schon nach 2–3 Behandlungen ein Erfolg ein. Entzündungen der Brustdrüsen (Mastitis) sind oft sehr schmerzhaft und verhindern das Stillen. 1–3 Akupunktursitzungen reichen in der Regel, um die Entzündung anhaltend zu beseitigen.

▪ Hier scheint die Akupunktur viel schneller zu wirken als die sonst üblichen kühlen Umschläge oder sogar eine Antibiotikatherapie.

Menstruationsstörungen, Regelschmerzen, Ausbleiben der Regel ✪✪

Regelschmerzen (Dysmenorrhö) sind häufige Beschwerden. Nur in seltenen Fällen lässt sich innerhalb der westlichen Medizin dafür eine Ursache finden. Trotzdem muss der Akupunktur hier unbedingt eine genaue gynäkologische Abklärung der Beschwerden vorausgehen. Gleiches gilt auch für die ausbleibende Regel (Amenorrhö). Nach chinesischer Auffassung führt der Körper während der Menstruation durch die Blutung Hitze ab. Störungen der Menstruation treten dann auf, wenn im Körper entweder zu viel oder zu wenig Wärme enthalten ist. Eine genaue chinesische Diagnose deckt auf, ob hier ein Fülle- oder Leerezustand, meist den Organen Leber oder Niere zugeordnet, vorherrscht.

Gut zu wissen

Akute Regelschmerzen

Auch die Behandlung akuter Regelschmerzen mit Akupunktur ist sehr
wirkungsvoll. Hier werden nur 1–2
Fernpunkte stimuliert. Die Patientin empfindet meist schon nach
wenigen Minuten eine Abnahme der
typischen krampfartigen Schmerzen
im Unterbauch.

Die Therapie verläuft hier in allen Fällen
ähnlich. Es werden Punkte des Ren-Me-
ridians (»Konzeptionsgefäß«), der genau
in der Mittellinie des Unterbauchs verläuft, mit Fernpunkten am Bein kombiniert, die auf Leber, Niere oder Milz
wirken. Bei Kälte- und Leeresymptomen
setzt man zusätzlich Moxibustion ein.
Ohrakupunktur und Ernährungstherapie
können die Körperakupunktur unterstützen. Benötigt werden 7–14 Sitzungen zwischen den einzelnen Zyklen.

Hormonelle Umstellung der Frau ✪✪✪

Hitzewallungen, Schlafstörungen, Nervosität, Müdigkeit, Leistungsabfall, sexuelle Unlust, unruhige Beine, trockene
Schleimhäute, Abnahme des Gedächt-
nisses, Schmerzen an der Schulter, im
Ellbogen, Nackenverspannungen und
Reizbarkeit – alles mögliche Beschwerden während der hormonellen Umstellungsphase (Klimakterium) der Frau.

Und dies alles sind Störungen, die sich
bestens mit den Erkenntnissen der TCM
erklären und behandeln lassen.

In der Mitte des Lebens kommt es ganz
natürlich zu einer Abnahme der kühlenden und beruhigenden Yin-Energien der
Niere, der Wasseranteil des Menschen
nimmt ab.

Info

Erkrankungen der Scheide ✪✪

Häufig kommt es während der hormonellen Umstellungsphase auch zu einer
trockenen Schleimhaut der Scheide mit
Juckreiz, Entzündungen und Ausfluss.
Akupunktur mit Punkten im Unterbauch
und Fernpunkten – hauptsächlich
am Bein –, die direkt auf die Scheide

wirken, sollte versucht werden. Hilfreich
kann auch eine Laserbehandlung mit
einem Soft- oder Middlepowerlaser
sein. Zusätzlich ist die Ohrakupunktur
zu erwägen. Akute Beschwerden klingen
in der Regel nach 5–7 Akupunktursitzungen ab.

Gut zu wissen

Essen Sie kühlende Speisen

Bei zu großer Trockenheit des Körpers, wie sich diese üblicherweise während der hormonellen Umstellung der Frau einstellt, sollten Sie generell energetische kühlende Speisen zu sich nehmen. Hierzu zählen vor allem Salate und Obst wie Melonen, Zitrusfrüchte, Äpfel, Birnen und Steinobst, aber auch Milchprodukte. Am besten, Sie lassen sich von Ihrem Arzt einen individuell auf Ihre Bedürfnisse abgestimmten Ernährungsplan erstellen.

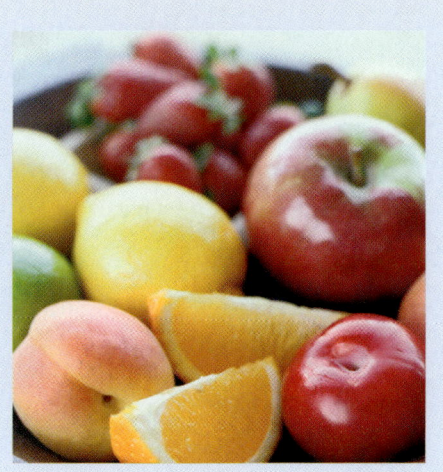

Dies kann zu energetischen Ungleichgewichten im Holz- und Feuerelement führen. Das trockene Holz mit »emporloderndem Feuer« in der Leber und auch im Herzen sind typische chinesische Syndrome, die die Hitzewallungen, Schlafstörungen, Nervosität und auch die trockenen Schleimhäute erklären. Die Akupunktur kann die Yin-Energien von Niere, Leber und Herz wieder stärken. Yin stärkende Punkte werden eingesetzt und auch Punkte, die das überschüssige Yang in Yin umwandeln. Chinesische Arzneikräuter und insbesondere Ernährungsempfehlungen können die Behandlung ergänzen. In der Regel sind 12–15 Sitzungen erforderlich, die bei Erfolg auch einmal pro Jahr wiederholt werden können.

Akute und chronische Blasenentzündung ✪✪✪

Blasenentzündungen (Zystitis) treten besonders bei Frauen gehäuft auf. Normalerweise lassen sich akute Blasenentzündungen, die sich durch Brennen beim Wasserlassen, Unterbauchschmerzen und oft auch blutigen Urin bemerkbar machen, mit handelsüblichen Blasen- und Nierentees und, falls notwendig, auch mit Antibiotika gut therapieren. Es gibt jedoch Patienten, bei denen sich sofort wieder eine Blasenentzündung entwickelt, sobald sie

Wichtig

Schonung ist angesagt

In den ersten Tagen nach der Akupunkturtherapie sollten Sie sich unbedingt noch schonen. Meiden Sie Reize wie Kälte oder mechanische Irritationen bedingt durch Geschlechtsverkehr, die die Blasenentzündung wieder auslösen können. Trinken Sie ausreichend. Am besten ist warmer Tee, kein kaltes Mineralwasser.

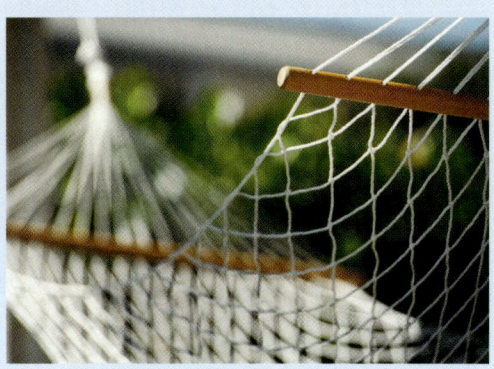

sich unterkühlen oder bedingt durch mechanische Reizung. Auf dem Boden einer solchen immer wiederkehrenden (chronisch rezidivierenden) Blasenentzündung kann eine so genannte komplizierte Blasenentzündung entstehen. Hier finden sich neben den häufigen Kolibakterien auch bakterielle Problemkeime im Urin, die eine Nierenbeckenentzündung verursachen können. Auch diese Entzündung kann chronisch werden und ist dann oft nur noch schlecht zu beeinflussen.

Bei einer akuten Blasenentzündung reichen meist 1–2 Akupunkturbehandlungen. Wie bei jeder akuten Entzündung herrscht auch hier eine Yang-Fülle in der Blase vor. So werden bestimmte Punkte des Blasenmeridians am Rücken und am Fuß gestochen, die speziell die Yang-Energie dieses Organs vermindern. Noch während der Sitzung, meist nach 10

Minuten, kommt es zu einer deutlichen Schmerzlinderung und Entkrampfung der Harn ableitenden Wege.

Besonders erfolgreich und wichtig ist die Akupunktur bei der Therapie einer chronischen Blasenentzündung. Hier helfen bekanntlich Antibiotika immer weniger und immer kürzer, und ein Harnwegsinfekt löst den nächsten ab. Die Akupunktur stärkt das Qi, das Yin und das Yang der Blase – schon wenige Sitzungen bringen dauerhaft Besserung.

Viele unserer Patienten sind nach 10–15 Sitzungen ein für alle Mal befreit von dieser oft über Jahre immer wiederkehrenden Erkrankung – und somit auch befreit von jahrelanger Antibiotikaeinnahme. Bei einer komplizierten chronischen Blasenentzündung reicht meist eine zweite Therapieserie nach etwa 3 Monaten zur Ausheilung.

Chronische Zystitis

Anamnese: Frau S., Modedesignerin, 28 Jahre, leidet seit ihrem 14. Lebensjahr an immer wiederkehrenden Blasenentzündungen. 5–6 Erkrankungen pro Jahr sind die Regel, jede Unterkühlung und jeder Verkehr mit ihrem Freund löst die Blasenentzündung aus. Seit 14 Jahren steht sie praktisch fortwährend unter Antibiotika – ohne Erfolg; eine Langzeitprophylaxe bringt nur kurzfristige Besserung.

Therapie: Wir behandeln zuerst mit dem »Alarmpunkt« der Blase, unterstützt von anderen Punkten am Unterbauch und dem Blasen-Xi-Cleft-Punkt, dem »Sedierer« für akute Yin- und Yang-Exzesse, am Fuß. Darunter bessern sich die akuten Blasenschmerzen und der Harndrang schon nach wenigen Sitzungen, sodass wir anschließend die Blasenenergie durch die Zustimmungs-Shu-Punkte am Rücken sowie zuletzt auch durch Moxibustion stärken konnten.

Verlauf: Nach 10 Sitzungen ist die Patientin beschwerdefrei. Als sich nach 6 Wochen die Zystitis erneut meldet, reichen 2 Behandlungen. Seit 1½ Jahren ist die Patientin gesund.

Nächtliches Einnässen bei Kindern ✪✪

Nächtliches Einnässen bei Kindern ist dann als krankhaft zu bewerten, wenn es über das vollendete 4. Lebensjahr hinaus auftritt. Organische Ursachen oder psychische Faktoren können die Störung bedingen. Liegen keine organischen Störungen vor, so sollte man eine Akupunkturtherapie versuchen. Hierbei wird das Nieren-Yang gestärkt und, falls eine der Ursachen für das nächtliche Einnässen zu tiefer Schlaf ist, auch das Herz-Yang. Die Akupunktur muss mit der Moxibustion kombiniert werden.

Nach den Erfahrungen der Chinesischen Medizin reicht manchmal eine einzige Behandlung, um die Verhaltensstörung auf Dauer zu beseitigen.

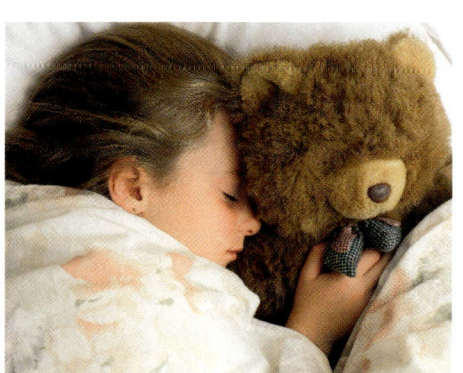

◀ Bettnässen? Versuchen Sie es mit Akupunktur.

Nächtliches Bettnässen

Anamnese: Die 17-jährige J. wacht jeden Morgen im nassen Bett auf. Ihr Schlaf ist so tief, dass sie selbst einen Wecker, der sie nachts wecken soll, um zur Toilette zu gehen, regelmäßig überhört. Als die Eltern einmal spätabends nach Hause kommen und den Schlüssel vergessen haben, klingeln sie und klopfen. Schließlich klettern sie sogar auf den Obstbaum im Garten und pochen an die Fensterscheibe von J.s Schlafzimmer – doch das Mädchen wacht nicht auf. Am Morgen ist das Bett erneut nass.

Therapie: Zur Behandlung werden Akupunktur und Moxibustion eingesetzt. Bereits nach einer Woche, in der J. 3-mal behandelt wird, ist das Bett trocken. Sehr bald können wir auf 2 und später auf 1 Sitzung pro Woche reduzieren. Seit 3 Jahren ist J. „trocken".

Erkrankungen des Bewegungsapparats

Diese Erkrankungen sind das wichtigste Einsatzgebiet der Akupunktur – in der westlichen Medizin genauso wie in China. Die meisten Forschungsprojekte und die größten klinischen Studien wurden in diesem Bereich durchgeführt. Insgesamt sind die Therapieergebnisse bei diesen Erkrankungen, gerade bei chronischen Krankheitsverläufen, hervorragend – sofern Bänder, Sehnen, Nerven und Muskeln betroffen sind. Die Akupunktur ist hier die mit Abstand beste Methode, die diese Strukturen mit körpereigenen Mechanismen wieder zur Heilung anregen kann – chronische Erkrankungen können dann nach Jahren noch ausheilen. Dies können wir und viele tausend andere Ärzte täglich beobachten. Bei verschlissenen Knochenstrukturen hingegen ist die Akupunktur machtlos, hier hilft am Ende oft nur eine Operation.

Schmerzen der Gesichtsmuskeln und Kiefergelenkarthrose ✪✪

Gesichtsmuskelschmerz (myofazialer Schmerz) äußert sich im Gegensatz zur Trigeminusneuralgie durch dumpfe, lang anhaltende Schmerzen, die über den Unterkiefer, die Wange oder auch den Oberkiefer ausstrahlen. Die Schmerzen verstärken sich beim Essen und Sprechen oder bei lebhafter Mimik, werden also durch Bewegungen im Kiefergelenk oder der Kaumuskulatur hervorgerufen. Manche Patienten können den Mund nicht mehr vollständig öffnen und nicht mehr richtig essen. Die konventionelle Therapie besteht normalerweise in der Anpassung von »Bissschienen« zwischen den Zähnen, geleitet von der Vorstellung, damit den Bewegungsablauf im Kiefergelenk zu harmonisieren. Weiterhin werden Schmerz- und Beruhigungsmittel verordnet. Dieser Gesichtsschmerz kann außerordentlich quälend sein, und die Beschwerden neigen erfahrungsgemäß zur Chronifizierung.

▌ Sowohl die Arthrose des Kiefergelenks als auch Verspannungen der Kaumuskulatur lassen sich mit Akupunktur gut behandeln.

Kiefergelenkschmerzen

Anamnese: Frau D., 53 Jahre alt, berichtet über Schmerzen beim Kauen, die vor 1½ Jahren, nach einer 4-stündigen Zahnarztbehandlung, aufgetreten sind. In den darauf folgenden Wochen nehmen die Schmerzen so zu, dass sie die Zähne kaum noch einen Zentimeter weit öffnen kann. Nahrung nimmt sie nur mit dem Strohhalm zu sich und verliert über 10 kg Gewicht.

Diagnose: Unsere chinesische Diagnostik ergibt eine Leber-Blut-Schwäche

sowie Ah-Shi-Punkte in der Kaumuskulatur beidseits.

Therapie: Nach 8 Akupunktursitzungen mit einer Kombination aus lokalen und energetischen Punkten kann die Patientin den Mund nahezu wieder vollständig öffnen.

Verlauf: Insgesamt erfolgen 15 Behandlungen und die Patientin ist bis heute, 5 Jahre danach, vollkommen beschwerdefrei.

Besonders bei Verspannungen der Kaumuskulatur erzielt man mit Akupunktur gute Erfolge, wenn sich muskuläre Verhärtungen tasten lassen. Häufig bestehen diese Verhärtungen, so genannte Triggerpunkte, jahrelang, ohne dass sie beachtet wurden. Dann genügen oft wenige Sitzungen, bei denen sowohl lokale als auch Fernpunkte der betroffenen Meridiane – in diesem Fall des Magen-, Dickdarm- und Dünndarmmeridians – gegeben werden.

Bestehen die Beschwerden erst seit wenigen Tagen oder Wochen, so genügen 2–4 Akupunktursitzungen. Sind die Beschwerden chronisch, so können 10–20 Sitzungen nötig werden.

Nackenschmerzen und eingeschränkte Beweglichkeit der HWS nach Schleudertrauma ✪✪✪

Das Schleudertrauma entsteht meist nach Auffahrunfällen, wenn der Kopf des Fahrers durch den plötzlichen Aufprall des auffahrenden Fahrzeugs in der Regel zuerst nach hinten und dann nach vorn geworfen wird. Dieser Mechanismus führte auch zur Bezeichnung »Peitschenschlag-Trauma«. Die Folgen sind ein schmerzhafter Nacken, häufig begleitet von Kopfschmerzen, mit hochgradiger Einschränkung der Halswirbelsäulenbeweglichkeit. In der konventionellen Therapie gibt man schmerz- und muskelentspannende Medikamente. Au-

Dauerhaft beschwerdefrei durch spezielle Nadelung

Immer wieder suchen uns Patienten auf, die nach einem Schleudertrauma jahrelang an chronischen Kopf- und Nackenschmerzen leiden, manchmal einhergehend mit Übelkeit, Erbrechen, Schlafstörungen, Depressionen, Gedächtnisstörungen. Schmerzmittel, oft täglich, sowie viele Versuche mit Krankengymnastik, auch Injektionsbehandlungen ließen sie ohne therapeutischen Erfolg über sich ergehen. Hier finden wir bei genauer Abtastung des Kopfs und des Nackens oft etwa linsengroße schmerzhafte Verhärtungen im Bereich des Blasen- oder Gallenblasenmeridians. Dann setzen wir – mit Erfolg – eine spezielle von uns entwickelte Nadeltechnik ein, bei der durch manuelles Stimulieren der Nadel – Drehen, Heben und Senken –, bestimmte Zellen der Knochenhaut angeregt werden. Hierdurch wird die Regeneration der am Knochen ansetzenden Bandstrukturen in Gang gesetzt.

ßerdem wird die Halswirbelsäule (HWS) mit einer Bandage, der »Schanz-Krawatte«, ruhig gestellt. Häufig kommt es über Jahre hinweg zu chronischen Beschwerden: Kopfschmerzen, in den Arm ausstrahlende Schmerzen, Gleichgewichtsstörungen stehen im Vordergrund. Für

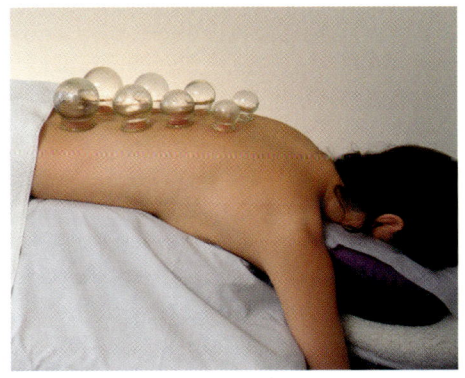

▲ Die Schröpfkopftherapie schafft Linderung bei Schmerzen der Wirbelsäule.

Arzt und Patient gehört die Akupunkturbehandlung des Schleudertraumas immer wieder zu den beeindruckendsten therapeutischen Erfolgen. Meist genügen zwei Nadeln, eingestochen am Unterarm, um den vorher schmerzhaften verspannten Nacken vollständig zu lockern. Innerhalb von Minuten kann der Patient seinen Kopf wieder frei bewegen. Genauso schnell lassen Kopfschmerz und Schmerzausstrahlungen in die Arme nach, Gleiches gilt für Allgemeinsymptome wie Übelkeit, Schwindel und Erbrechen. Zusätzlich zu Punkten am Unterarm oder am Unterschenkel müssen Punkte im Nacken gegeben werden.

▌ Für die lokale Behandlung der Nackenmuskulatur setzen einige Ärzte auch das Akupunkturschröpfen ein.

In vielen Fällen reicht eine einzige Behandlung aus. Ist das Schleudertrauma jedoch schwerer, muss öfter behandelt werden. Akute Beschwerden nach Schleudertrauma lassen sich meist in 1–5 Sitzungen beseitigen.

Akuter Schiefhals ✪✪✪

Der akute Schiefhals (Tortikollis) zeichnet sich durch eine plötzlich auftretende Versteifung der Nackenmuskulatur aus. Der Patient hält den Kopf in einer Schonhaltung und kann ihn nicht bewegen. Manchmal ist Kälte oder Zugluft die Ursache der Beschwerden, die häufig nach längeren Autofahrten bei offenem Fenster auftreten. Die konventionelle Therapie besteht in Ruhigstellung der Halswirbelsäule, Gabe von Schmerzmitteln und muskelentspannenden Medikamenten. Normalerweise dauert die Erkrankung 1–3 Wochen.

▮ In der TCM ist der akute Schiefhals eine typische Erkrankung der äußeren Körperschichten (Muskeln, Haut und Sehnen) und eine ganz typische Yang-Erkrankung.

Die Beschwerden treten am oberen Pol des Körpers – Kopf und Nacken – auf und werden auch nach chinesischer Ansicht häufig durch Zugluft, also Wind, einen Yang-Faktor, verursacht. Der akute Schiefhals eignet sich – im Gegensatz zum neurologisch bedingten Schiefhals, wo wir bisher keine guten Therapieergebnisse beobachten konnten – hervorragend zur Akupunkturtherapie. Der Krankheitsverlauf lässt sich dann erheblich abkürzen.

Behandelt wird mit mehreren Punkten im Nacken sowie Fernpunkten an Unterarm und Unterschenkel. Die Fernpunkte werden so stimuliert, dass ein Wärme- und Druckgefühl (das De-Qi-Gefühl) für den Patienten spürbar wird. Auch lässt sich hier die Ohr- und Handakupunktur einsetzen.

▮ Bester Zeitpunkt für eine Akupunkturtherapie bei akutem Schiefhals sind die ersten 3 Tage der Erkrankung.

Häufig dauert die Krankheit mit Akupunkturbehandlung nur noch 1–3 Tage statt Wochen; nicht selten sind die Beschwerden nach einer einzigen Sitzung verschwunden.

Schulterschmerzen ✪✪✪

Aus westlicher Sicht entstehen Schulterschmerzen nach Verletzungen, Prellungen der Schulter, durch ein Muskelungleichgewicht im Schultergelenk und wohl am häufigsten durch fortwährende, einseitige Bewegungsmuster wie Tennis, Überkopfarbeiten beim Gardinenaufhängen, Heckenschneiden. Diese Tätigkeiten führen zu Überlastungen und dann zu chronischen Entzündungen. Außerdem bewirken degenerative Veränderungen der HWS eine Reizung der den Schulter- und Armbereich versorgenden Nervenwurzeln und damit verbunden Schulter-Arm-Schmerzen.

Zu erwähnen sind auch Folgebeschwerden, die von einer ausgekugelten Schulter herrühren. Typischerweise ziehen sich Schultergelenkerkrankungen über Jahre hin.

▌ Vor der Akupunktur ist unbedingt eine fachorthopädische Diagnostik durchzuführen, eventuell zusätzlich auch eine neurologische Abklärung vorzunehmen.

Ein Knochenbruch des Oberarms, eine mechanische Irritation des Schultergelenks oder ein die HWS zerstörender Prozess darf nicht übersehen werden. Meist finden sich keine derartigen Befunde, und dann ist der Schulterschmerz für eine Akupunktur prädestiniert.

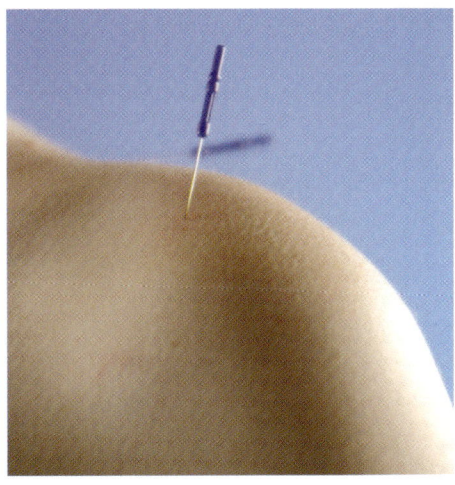

▲ Viele Menschen leiden unter Schulterschmerzen.

Nach chinesischen Erkenntnissen liegt Schultererkrankungen oft eine Blutschwäche zugrunde. Hierdurch kommt es zu einer Mangelernährung der Schulterkapsel sowie der Muskulatur. Sprödigkeit, Entzündung und Schrumpfung der Kapsel sind die Folge. Tätigkeiten, die früher problemlos möglich waren, lösen nun anhaltende Schmerzen aus. Eine Blutschwäche zeigt sich typischerweise zwischen dem 45. und 55. Lebensjahr – und die Schultererkrankung ist primär als Erkrankung der 50-Jährigen bekannt.

▌ Der Akupunkturarzt muss sehr genau die kleinen entzündeten Areale aufspüren und lokale Punkte mit allge-

Schulterschmerzen

Anamnese: Eine 53-jährige Patientin kann nicht mehr Golf spielen. Seit 1½ Jahren schmerzt die linke Schulter, sie kann den Arm nicht mehr heben und nachts nicht mehr auf der linken Seite schlafen. Zuerst versucht sie es mit Krankengymnastik. Dann hilft der Orthopäde ihr vorübergehend mit mehreren Kortisonspritzen direkt in das Gelenk. Aber die Schmerzen treten wieder auf, und die Beweglichkeit des Gelenks nimmt weiter ab. Zuletzt helfen nur noch hoch dosierte Schmerzmittel, die schließlich zu Magenschmerzen führen. Ein Therapieversuch mit einer Stoßwellenbehandlung verstärkt den Schmerz eher, und mehrere Ärzte raten nun zur Operation. Daraufhin entschließt sie sich zur Akupunktur.

Diagnose: Es zeigen sich auf Punkten des Dickdarm- und Sanjiao-Meridians druckschmerzhafte Areale. Die Patientin klagt über weiche, in letzter Zeit auch brüchige Nägel, trockene Haut, Nackenverspannungen, häufiger auftretende Muskelkrämpfe, und ihre Zunge ist eher blass – die typischen Zeichen einer Leber-Blut-Schwäche.

Therapie: Eine Behandlung mit lokalen Punkten, spezielle Nadelstimulationstechniken mit der Hand und mit einer Elektrostimulation sowie energetische Punkte zur Stärkung des Leber-Bluts bringen bereits nach 4 Sitzungen eine beginnende Besserung. Nach 12 Sitzungen ist die Beweglichkeit der Schulter 70%ig gebessert und die Schulter nachts schmerzfrei.

Verlauf: Bei der Nachuntersuchung nach 3 Monaten ist die Patientin völlig beschwerdefrei. Das ist bis heute so und sie spielt wieder 3-mal pro Woche Golf.

mein das Blut stärkenden Punkten kombinieren.

Über die Schulter verlaufen der Dickdarmmeridian, der dreifache-Erwärmer-Meridian und der Dünndarmmeridian. Lokalpunkte dieser Meridiane sowie lokale Schmerzpunkte außerhalb der Meridiane werden also kombiniert mit Nahpunkten im Bereich des Nackens und Oberarms sowie Fernpunkten an der Hand und eventuell am Unterschenkel.

Akupunktur – mit Abstand besser

Bei chronischem Schulterschmerz ist die Akupunktur signifikant wirksamer als die heute üblichen konventionellen Maßnahmen wie schmerz- und entzündungshemmende Medikamente, Krankengymnastik, Ultraschall, Wärme- und Kältetherapie. Dies haben wir in einer Studie der Forschungsgruppe Akupunktur für das Bundesforschungsministerium gezeigt; hier wurden 424 Patienten von 24 Orthopäden behandelt.

AUS DER PRAXIS

Schulterprellung

Anamnese: Ein 9-jähriger Junge besucht die chirurgische Notfallambulanz der Klinik. 3 Tage zuvor ist er im Schwimmbad mit der linken Schulter gegen die Badeleiter gestoßen. Dabei hat er sich eine Schulterprellung zugezogen, die in den letzten 2 Tagen zu starken Schmerzen führte. Er kann die linke Schulter nicht bewegen. Der gesamte Muskelmantel über der Schulter ist schmerzempfindlich. Die Röntgenaufnahme zeigt keinen Anhalt für einen Knochenbruch, die Schulter ist nicht ausgekugelt.

Therapie: Normalerweise hätte der Junge für 2 Wochen einen Schulter-Arm-Verband zur Ruhigstellung erhalten. Stattdessen führen wir eine Akupunkturbehandlung durch, bei der wir ausschließlich Punkte an den Beinen nadeln. In deren Verlauf wird der Junge aufgefordert, den linken Arm im Schultergelenk so weit wie ihm schmerzfrei möglich zu bewegen. Die Sitzung dauert 10 Minuten. Danach bewegt er seinen Arm völlig normal – der Junge geht vollständig schmerzfrei nach Hause.

Verlauf: Eine Untersuchung nach 5 Tagen zeigt, dass eine einzige Sitzung ausreicht, um die Beschwerden bleibend zu heilen.

Die Beschwerden bessern sich meist während der Dauer von 8–15 Sitzungen. Innerhalb von 3 Monaten nach Therapieende bessert sich die Schulter weiter (Nachheilungszeit), und fast immer erreicht man mit Akupunktur eine dauerhafte Ausheilung des chronischen Schulterschmerzes.

Bei Schultersteife nach Schulterprellung sticht der Akupunkturarzt eine Nadel am Unterschenkel und stimuliert die Nadel, sodass ein Wärme- und Druckgefühl im Unterschenkel entsteht, das bis zum Knie ausstrahlt. Währenddessen versucht der Patient, die Schulter entspannt zu bewegen. Man bemerkt, wie plötzlich Bewegungen schmerzfrei möglich sind, die zuvor heftige Schmerzen der Kapsel und der Schultermuskulatur verhinderten. Die Behandlung dauert meist nicht länger als 5 Minuten und eignet sich hervorragend, um ein seit Monaten oder Jahren versteiftes Schultergelenk zu mobilisieren.

- Man sollte bei Schultersteife die Akupunktur, unterstützt durch Krankengymnastik und Massage, als Therapie der ersten Wahl einsetzen.

Bei Schultersteife nach Schulterprellung werden 1–3 Akupunktursitzungen benötigt. Bei Schulterschmerzen, die durch übertragene Schmerzen ausgehend vom Nacken bedingt sind, zwischen 5 und 15 Sitzungen.

Spannungskopfschmerzen, oberes HWS-Syndrom

Spannungskopfschmerzen und oberes Halswirbelsyndrom (HWS-Syndrom) äußern sich durch dumpfe, allmählich auftretende und über Stunden anhaltende Kopfschmerzen, die typischerweise vom Nacken ausgehend bis in die Stirn ausstrahlen. Der Schmerz wird als quälender Druck empfunden, ähnlich einem um den Kopf gespannten Stahlband. Anhaltende Schreibtischarbeit, Lesen mit nach vorn gebeugtem Kopf, Schreibarbeiten am PC, aber auch emotionale psychische Anspannung fördern seine Entstehung.

Spannungskopfschmerzen steigern sich nach Häufigkeit und Schmerzintensität meist im Laufe von Monaten und Jahren: Anfangs selten, kann der Patient später täglich daran leiden. Oft entsteht daraus auch ein migräneartiger Kopfschmerz: halbseitiger Kopfschmerz mit Übelkeit bis zum Erbrechen und der Unfähigkeit zu arbeiten.

Die konventionelle Therapie besteht in Schmerzmittelgabe, Antidepressiva, auch Krankengymnastik, Massage und muskelentspannenden Techniken. Doch

---

Tipp

Ah-Shi-Punkte abtasten

Sie können als Patient zum Behandlungserfolg wesentlich beitragen, wenn Sie während der Kopfschmerzphasen Ihren Nacken genau abtasten und sich die schmerzhaften Stellen merken oder markieren. Häufig sitzen die Areale größter Schmerzhaftigkeit in einer knöchernen Vertiefung hinter dem Ohr und am Unterrand der Hinterhauptsschuppe, wo die Nackenmuskulatur ansetzt. Diese Punkte werden als so genannte Ah-Shi-Punkte genadelt, auch wenn sie nicht auf einem Meridian liegen. Die Ah-Shi-Punkte genau zu treffen ist wesentlich für den Therapieerfolg.

Info

Kopfschmerztage drastisch reduzieren

Die GERAC-Studien zeigen, dass sich mit nur 10 Akupunkturbehandlungen die Kopfschmerztage pro Monat von 16 auf 6 senken lassen. Mit der herkömmlichen medikamentösen Therapie erreicht man nur eine Minderung der Kopfschmerztage von 16 auf 11–15. Wie die medikamentöse Therapie senkt auch die Akupunktur die Schmerzintensität, allerdings ohne Nebenwirkungen und mit der großen Chance auf dauerhafte Ausheilung.

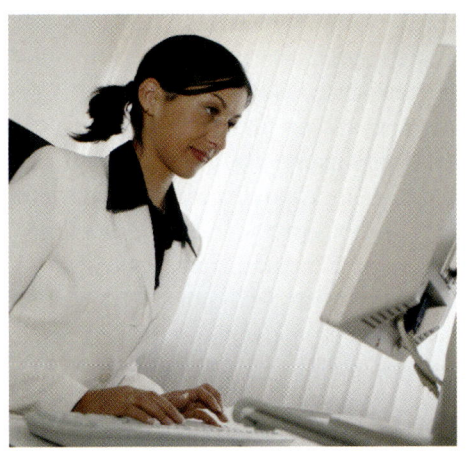

der Spannungskopfschmerz ist eine Erkrankung, die sich auch hervorragend zur Akupunkturtherapie eignet. Entscheidend ist, die schmerzhaften Areale im Nacken exakt zu lokalisieren. Diese Punkte werden als so genannte Ah-Shi-Punkte genadelt, auch wenn sie nicht auf einem Meridian liegen. Zusätzlich sticht der Arzt mehrere Akupunkturpunkte in der näheren Umgebung der

◀ Mit Nadeln gegen Schmerzen, bevor sie chronisch werden.

Spannungskopfschmerz

Anamnese: Seit Herr D., 42 Jahre, vor 1½ Jahren wegen einer akuten Blinddarmentzündung operiert wird, hat er täglich Kopfschmerzen. Täglich nimmt er 3–8 Aspirin-Tabletten. Nur selten bringen sie Linderung. Ein Internist, ein Orthopäde und auch ein Neurologe behandeln ihn – jedoch erfolglos.

Diagnose: Bei der Untersuchung des Nackens findet sich ein Druckschmerz an beiden Seiten des Hinterkopfs, wo die Nackenmuskulatur an der Hinterhauptsschuppe ansetzt. Durch Reizung dieser Punkte lässt sich der typische Kopfschmerz, ein ausstrahlender Schmerz über die Schläfe in die Stirn, provozieren.

Therapie: Die Behandlung besteht in der Nadelung der druckschmerzhaften Ah-Shi-Punkte. 3 Nadeln werden hier

eingesetzt. Zusätzlich erhält Herr D. Nadeln im Nacken. Während wir die Nadeln an den Ah-Shi-Punkten nach stärkerer Stimulation nach 5 Minuten entfernen, bleiben die anderen 20 Minuten liegen. Anschließend werden 2 Punkte am Unterarm gestochen und kräftig stimuliert. Dabei bewegt Herr D. den Nacken so, wie es normalerweise schmerzhaft für ihn ist.

Verlauf: Von Sitzung zu Sitzung nehmen die Beschwerden ab. Nach der 10. Behandlung ist Herr D. schmerzfrei. Vermutlich kam es bei der Operation zu einer chronischen Verspannung der Nackenmuskulatur – wie dies nach manchen Narkosen, bedingt durch die lange Operationsdauer oder bestimmte Lagerung des Kopfs, zu beobachten ist. Die Beschwerdefreiheit hält nunmehr seit über 10 Jahren an.

AUS DER PRAXIS

schmerzhaften Areale. Ergänzt wird die Behandlung durch lokale Gesichtspunkte sowie mehrere Fernpunkte am Unterarm, an der Hand und am Fuß. Bei dieser Erkrankung kann auch die Schröpfbehandlung am Nacken hilfreich sein.

Handelt es sich bei den Spannungskopfschmerzen um schon seit Jahren bestehende chronische Kopfschmerzen, die eventuell durch einen Schmerzmittel-missbrauch überlagert oder sogar verstärkt sind, ist gleichzeitig ein Schmerzmittelentzug einzuleiten. Je nach Dauer der Erkrankung sind zwischen 3 und 15 Behandlungen nötig. In Einzelfällen – bei Patienten, die schon seit 20 oder 30 Jahren an Kopfschmerzen leiden – sind auch bis zu 25 Sitzungen notwendig. Sonst lässt sich der akute Spannungskopfschmerz meist mit nur einer einzigen Behandlung beseitigen.

Ellbogenschmerzen, Tennisarm ✪✪✪, Golferarm ✪✪

Eine der häufigsten schmerzhaften Erkrankungen des Ellbogengelenks ist der Tennisarm, ein Reizzustand der Strecksehnenansätze am äußeren Ellbogenknöchel. Dort entsteht ein stechender Schmerz, sobald Hand oder Unterarm wie beim Tennis oder auch beim einfachen Händedruck belastet werden. Ist der Schmerz an der Außenseite des Ellbogens lokalisiert, so spricht man vom Tennisarm, befindet er sich hingegen an der Innenseite des Ellbogengelenks, vom Golferarm.

Die konventionelle Therapie besteht in der Gabe von entzündungshemmenden Medikamenten und lokalen Injektionen, auch Kortisoninjektionen, oder Ruhigstellung des Arms auf einer Gipsschiene. Leider bleiben diese Therapiemaßnahmen oft unbefriedigend, operative Maßnahmen sind nicht empfehlenswert

Sehr gute Heilungschance

Sowohl der Tennisarm als auch der Golferarm sind prädestiniert für die Akupunktur. Nach über 15-jähriger Erfahrung mit diesem Krankheitsbild rechnen wir mit einer Ausheilungsrate von über 90 % – dies übertrifft alle anderen bekannten Therapiemöglichkeiten. Wichtig für den Erfolg ist, während der Behandlungsdauer und für 4–8 Wochen nach Therapieende besondere Belastungen, vor allem sportlicher Art, zu vermeiden.

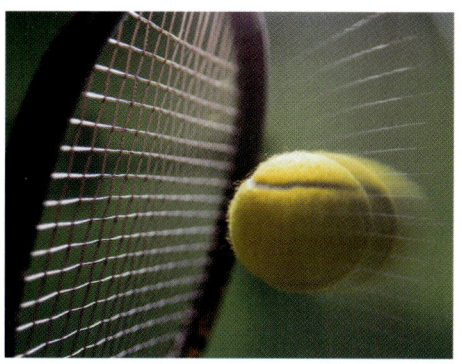

◀ Plötzliche Stoßattacken können einen Tennisarm auslösen.

Punkte am Unterarm und an der Hand, eventuell auch Fernpunkte am Bein. Begleitend kann eine lokale Moxibustion oder die Elektrostimulation der Akupunkturnadeln helfen.

und beide Erkrankungen neigen dazu, chronisch zu werden; oft leiden Patienten monate- oder jahrelang daran.

Die Nadeln werden dort gegeben, wo der stärkste Druckschmerz am Ellbogengelenk sitzt. Zusätzlich sticht man

Warum Fernpunkte nadeln?

Fernpunkte sind vom eigentlichen Erkrankungsort möglichst weit entfernt gelegene Punkte, die aufgrund bestimmter Meridianbeziehungen eingesetzt werden und gerade bei akuten Schmerzen sehr wirkungsvoll sind. Aus Sicht der Chinesischen Medizin gehen akute

---

Tennisarm

Anamnese: Seit 9 Monaten leidet Frau C. an stechenden Schmerzen am rechten Ellbogen, ausgelöst durch ein engagiertes Tennisspiel nach längerer Pause. Viele Bewegungen des Arms sind behindert. Schon ein einfacher Händedruck oder das Eingießen des Kaffees löst den stechenden Schmerz aus. Der Orthopäde diagnostiziert einen Tennisarm. Salbeneinreibungen, Ruhigstellung des Arms auf einer Gipsschiene, mehrere Spritzen, darunter auch vier Kortisoninjektionen, bringen keine Besserung. Als die Schmerzen trotz der langen Erkrankungsdauer eher zunehmen, entschließt sie sich zur Akupunktur.

Therapie: Bei jeder Sitzung erhält Frau C. im schmerzenden Bereich des rechten Ellbogens so genannte Ah-Shi-Punkte und zusätzliche Lokalpunkte in der Nähe des Erkrankungsorts. Anschließend werden Fernpunkte am Bein stimuliert. Währenddessen bewegt und massiert Frau C. ihren Ellbogen, und innerhalb weniger Minuten bemerkt sie ein deutliches Nachlassen ihrer Beschwerden.

Verlauf: 7-mal wiederholen wir die Behandlung. Danach ist Frau C. schmerzfrei. 2 Wochen später beginnt sie erneut Tennis zu spielen. Selbst 5 Jahre nach der Behandlung ist sie beschwerdefrei.

AUS DER PRAXIS

Schmerzen mit einer lokalen Stauung des Qi einher – das Qi fließt nicht mehr. Die Fernpunkte lösen den Stau, leiten überschüssiges Qi ab, und der Schmerz lässt nach.

Dem eigentlichen Tennisarm und Golferarm geht häufig eine Phase der muskelkaterartigen Verspannungen der Unterarmmuskulatur voraus. Dies sind erste Belastungsreaktionen, die die Elastizität der Muskulatur reduzieren. Dadurch überträgt sich jede Bewegung

und Kraftanwendung, ohne abgedämpft zu werden, auf das Ellbogengelenk. Schließlich entsteht daraus der Tennis- oder Golferarm.

Solange ausschließlich Verspannungen bestehen, genügen 1–2 Behandlungen, um die Beschwerden zu beseitigen und die drohende Entwicklung eines langwierigen Tennis- oder Golferarms zu verhindern. Bei Tennis- und Golferarm werden 5–6, maximal 15–20 Sitzungen benötigt.

Schmerzen in der Brustwirbelsäule, Interkostalneuralgie ✪✪✪

Rückenschmerzen können auch im Bereich der Brustwirbelsäule (BWS) lokalisiert sein. Häufig sitzt der Schmerz an bestimmten Punkten zwischen der BWS und den Schulterblättern. Hier setzen die langen Rückenstreckermuskeln an, und die Sehnenansätze können sich entzünden.

Viele dieser Patienten klagen über vom Rücken in den Brustkorb, vor allem in den Herzbereich ausstrahlende Schmerzen, die bei Überanstrengung und Hektik noch zunehmen – eine der häufigsten Ursachen für Herzschmerzen ohne organische Ursache, Herzneurosen oder unspezifischen Thoraxschmerz: die Interkostalneuralgie. Durch eine genaue orthopädische und chinesische Untersu-

chung lassen sich die entzündeten Stellen in der Tiefe der Muskulatur finden. Interessant ist, dass sie meist auf den Shu-Punkten, den Zustimmungspunkten des Herzens oder des Herzbeutels, liegen.

❚ Zu viel Yang-Energie, zu viel Hektik, führt zu Schmerzen in den Shu-Punkten – eine Tatsache, die die Chinesische Medizin bereits seit 2000 Jahren beschreibt.

Die Therapie besteht in bestimmten Stimulationstechniken der Akupunktur, der Schröpfkopfbehandlung und der Elektroakupunktur sowie am Unterschenkel und im Unterarmbereich liegenden Fernpunkten.

Das Brustwirbelsäulen-Syndrom mit in den Thorax ausstrahlenden Schmerzen ist zweifellos eine der dankbarsten Einsatzgebiete der Akupunktur. Die Anzahl der erforderlichen Akupunktursitzungen liegt zwischen 5 und 15.

Rückenschmerzen, chronischer Kreuzschmerz, Hexenschuss ✪✪✪

Der häufigste Rückenschmerz ist der chronische Kreuzschmerz. Mit Kosten von rund 17 Milliarden Euro ist diese Erkrankung noch vor den Herz-Kreislauf-Erkrankungen das teuerste medizinische Problem in Deutschland. Aktuell leiden 40 % aller Berufstätigen an Rückenschmerzen. Bei rund 3,5 Millionen Menschen wird die Erkrankung chronisch, und etwa die Hälfte von ihnen wird zu medizinischen Problemfällen. Arztbesuche mehrmals pro Woche, »sich eine Schmerzspritze abholen«, Bandscheibenoperationen, ja sogar mehrfache die Wirbelsäule versteifende Operationen sind keine Seltenheit.

Rückenschmerzen können durch die unterschiedlichsten Ursachen bedingt sein. So entstehen Schmerzen im Lendenbereich oft allein durch Verspannungen der Muskulatur. Auch kann es durch Haltungsfehler und dadurch bedingte Fehlbelastungen der Wirbelsäule zu Veränderungen in den kleinen Wirbelgelenken kommen. Schmerzen im Lendenwirbelbereich, die mitunter bis in den Oberschenkel oder ins Knie ausstrahlen, sind die Folge. Viele Patienten leiden Jahre und Jahrzehnte an chronischem Kreuzschmerz.

Die herkömmliche konservative Therapie besteht in der Gabe von Schmerzmitteln, muskelentspannenden Medikamenten, wirbelsäulennahen Injektionen, Krankengymnastik sowie Wärmean-

Gut zu wissen

Kreuzschmerz – die wahre Ursache aufspüren

Nicht immer ist ein Bandscheibenvorfall, auch wenn er im Kernspin zu erkennen ist, für die Beschwerden verantwortlich. Nach unserer Erfahrung sind viel häufiger die entzündeten Muskel-Sehnen-Ansätze am Knochen die wahren Übeltäter von chronischem Kreuzschmerz – auch wenn man diese Strukturen bisher weder beim Röntgen noch im Kernspin sichtbar machen konnte. Man kann sie aber in der Tiefe ertasten, und man kann sie mit der Akupunkturnadel treffen und dann in einer bestimmten Weise stimulieren – die Rückenakupunktur.

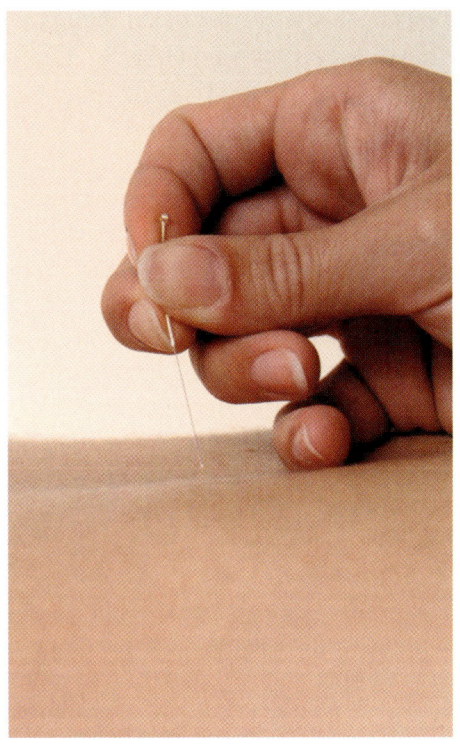

◀ Akupunktur – eine sehr bewährte Heil-
methode bei Rückenschmerzen

▌ Besonders gute Therapierergebnisse
bei Kreuzschmerzen lassen sich mit
der speziell von uns entwickelten Rückenakupunktur erzielen, die unter
genauen Qualitätskontrollen durchgeführt wird.

Diese spezielle Rückenakupunktur
erfolgt auch in Kombination mit bestimmten Injektionen an Akupunkturpunkten. Dazu gehören Injektionen mit
körpereigenen Stoffen, die biotechnologisch aufgearbeitet wurden. Diese Art
der Akupunktur ist mindestens 5-mal
so wirksam wie eine normale Standard-
therapie.

Die Nadeln werden in die schmerzhaften Muskelareale gestochen – wichtig
ist es hier, die tief liegenden sensiblen
Punkte genau zu identifizieren. Gerade
das ist häufig nicht einfach, aber umso
wichtiger für den Therapieerfolg. Zusätzlich sticht man Punkte des neben
der Wirbelsäule verlaufenden Blasenmeridians sowie Punkte auf der Wirbelsäule selbst. Außerdem werden Fernpunkte am Knie und am Unterschenkel
stimuliert. Normalerweise werden zwischen 5 und 15 Akupunktursitzungen
benötigt. Erfahrungsgemäß lassen sich
so auch seit Jahren bestehende chronische Kreuzschmerzen oft dauerhaft
ausheilen.

wendungen. Sie ist bei chronischem
Kreuzschmerz meist nicht sehr erfolgreich.

Ganz anders die Akupunktur. Viele wissenschaftliche Arbeiten wie die bereits
erwähnten GERAC-Studien konnten in
den letzten Jahren übereinstimmend
zeigen, dass die Akupunktur bei chronischem Kreuzschmerz konventionellen
Behandlungen bei weitem überlegen
ist – sogar eine Akupunktur, bei der man
nicht die chinesischen Punkte sticht.
Dennoch: Achten Sie unbedingt auf die
Qualität der Behandlung.

Akupunktur und Biotechnologie

Dass die Qualität der Akupunktur entscheidend ist, hat die große Rückenstudie der Forschungsgruppe gezeigt. Dieses Ergebnis hat wesentlich dazu beigetragen, dass jetzt in Deutschland und den USA die Akupunktur bei chronischem Kreuzschmerz noch intensiver erforscht wird. Einen wichtigen medizinischen Fortschritt bedeutet die Kombination von Akupunktur und Biotechnologie. So konnten die Therapieergebnisse in den letzten Jahren weiter verbessert werden. Wir wissen, dass der Körper durch bestimmte Akupunkturverfahren Wachstumsfaktoren ausschüttet. Diese Wachstumsfaktoren sowie weitere entzündungshemmende Hormone können wir inzwischen mit biotechnologischen Mitteln aus den körpereigenen Blutzellen des Patienten direkt gewinnen und so aufbereiten, dass uns hohe Konzentrationen dieser beiden Stoffe zur Verfügung stehen. Sie werden in die betroffenen Akupunkturpunkte des Rückens und Gewebes injiziert, die seit Jahren durch chronische Entzündungen völlig verändert sind, und fangen dann offensichtlich an zu heilen, die Zellen wachsen wieder, und der chronische Kreuzschmerz verschwindet.

Sehr schnell reagiert auch der Hexenschuss auf die Akupunktur. Dieser nach einer unglücklichen Bewegung plötzlich einschießende Rückenschmerz lässt sich meist mit nur einer einzigen Sitzung beseitigen. Hierzu werden Punkte am Unterarm oder am Unterschenkel mit der Nadel stark stimuliert, sodass – wie immer bei der Behandlung akuter Erkrankungen notwendig – ein De-Qi-Gefühl entsteht. Sobald der Patient dieses Wärme- und Druckgefühl spürt, beginnt er, sich vorsichtig im LWS-Bereich zu bewegen. Innerhalb von Minuten lässt der Rückenschmerz nach, und der Patient verlässt schmerzfrei die Praxis.

Rückenschmerzen nach Wirbelsäulenoperation ✪

Patienten, die schon ein- oder mehrmals an der Wirbelsäule operiert wurden, leiden häufig an so starken Rückenschmerzen, dass sie täglich zum Teil sehr starke Schmerzmedikamente einnehmen müssen. Ein Therapieversuch mit Akupunktur empfiehlt sich. Wichtig ist hier eine besonders tonisierende Behandlungstechnik. Nicht immer ist aufgrund der anatomischen Veränderungen nach einer Wirbelsäulenoperation – zum Beispiel von außen unsichtbare Narben, die das Nervengewebe umklammern – eine bleibende Heilung zu erreichen. Oft lassen sich aber die Schmerzen lindern, sodass man die Schmerzmittel erheblich reduzieren kann. In der Regel sind zwischen 8 und 15 Sitzungen erforderlich.

AUS DER PRAXIS

Chronischer Kreuzschmerz

Anamnese: Herr U. leidet seit 9 Jahren an chronischem Kreuzschmerz links, der ihn hauptsächlich im Sitzen und bei längerem Stehen plagt. Kühles und feuchtes Klima verträgt er ebenfalls schlecht, und morgens nach dem Aufstehen ist der Rücken eine gute halbe Stunde praktisch steif. Erst eine warme Dusche bringt etwas Linderung. Beim Fußballspielen und Joggen hingegen hat er kaum Beschwerden, überhaupt ist der Rückenschmerz bei Bewegung erträglicher. Viele Röntgenbilder, zuletzt auch Computertomogramme und Kernspinaufnahmen, wurden in 9 Jahren angefertigt. Darauf erkennt man alterstypische Verschleißerscheinungen der kleinen Wirbelgelenke sowie mehrere Bandscheibenvorwölbungen und auch einen kleinen Vorfall der untersten Bandscheibe. Schmerzmittel sowie entzündungshemmende und muskelentspannende Medikamente nimmt er fast täglich ein, unterstützt von Krankengymnastik und Rückenschule. Bei deutlicher Schmerzverstärkung wurde Kortison injiziert. Das half ihm 3 Monate, danach kehrten die Schmerzen unverändert zurück.

Diagnose: Bei der Untersuchung fiel uns ein sehr empfindlicher 5 mm großer Bereich am oberen Beckenkamm links auf. Tiefer Druck darauf löste genau den für Herrn U. typischen Rückenschmerz aus. Die Muskulatur in der näheren Umgebung war verhärtet, und so war es kein Wunder, dass Herr U. sich kaum bücken konnte. Nach der TCM leidet er an einer Blut- und Qi-Stagnation im Blasenmeridianbereich sowie an dem Syndrom »Feuchte Kälte« der Niere.

Therapie: Wir beginnen eine Rückenakupunktur mit verschiedenen Punkten am Rücken und am Bein, die das Qi bewegen und das Blut stärken. Gegen die feuchte Kälte setzen wir Moxibustion ein. Mit einer kräftigeren Akupunkturnadel suchen wir exakt den schmerzhaften Punkt in der Tiefe des Beckenkamms auf und stimulieren das Gewebe kräftig durch eine ganz alte klassisch chinesische Nadeltechnik – diese ist für den Patienten völlig schmerzfrei, da wir zuvor eine geringe Menge eines lokalen Betäubungsmittels spritzen. Eine weitere Behandlung in gleicher Technik folgt. Sodann injizieren wir körpereigene Wachstumsfaktoren und entzündungshemmende Stoffe an den Ah-Shi-Punkt und in die verhärtete Muskulatur.

Verlauf: Nach der 1. Behandlung berichtet Herr U. über eine leichte Schmerzverstärkung, nach 3 Sitzungen bessern sich die Beschwerden, nach 6 Sitzungen ist er schmerzfrei. Wir führen noch 9 Akupunkturen durch, um den Rücken weiter zu stabilisieren. Nach Therapieende soll der Patient den Rücken 3 Monate lang zwar viel bewegen, aber wenig belasten. Heute nach 4 Jahren ist Herr U. immer noch schmerzfrei und geht weiter regelmäßig joggen. Auch ein Umzug, bei dem er selbst viel zupacken mußte, konnte seinem Rücken nichts anhaben.

Rücken-Bein-Schmerzen, Ischiasschmerzen ✪✪✪

Der Ischiasschmerz (Ischialgie) unterscheidet sich vom einfachen Rückenschmerz durch seine Ausstrahlung ins Bein bis zum Fuß. Meist strahlen die Schmerzen an der Beinaußenseite entlang aus, und das Bein ist nicht mehr belastbar. Zuweilen treten die Beinschmerzen auch ohne begleitenden Rückenschmerz auf. Ischialgien werden häufig durch einen Bandscheibenvorfall verursacht. Die Bandscheibe engt das Rückenmark ein und drückt auf bestimmte Nervenwurzeln.

Nur wenn der Bandscheibenvorfall so massiv ist, dass innerhalb weniger Stunden eine Bein-, Fuß- oder auch Blasen-Mastdarm-Lähmung auftritt, muss sofort operiert werden. Bei den allermeisten bandscheibenbedingten Ischialgien ist man heute mit einer Bandscheibenoperation jedoch zurückhaltend.

So entsteht ein Bandscheibenvorfall

Bei einem Bandscheibenvorfall schuttet der Körper im Bereich der zerstörten Bandscheibe bestimmte entzündungsfördernde Hormone (Zytokine) aus, die die Nervenwurzelentzündung auslösen. Anzeichen für eine Nervenentzündung sind die Anfälligkeit des Ischiasnervs für Überlastungen, unglückliche Bewegungen, Zugluft oder Kälte.

In der modernen Orthopädie setzt sich die Überzeugung durch, dass der Nervenschmerz nicht so sehr durch die mechanische Einengung des Nervs, sondern vielmehr durch eine Entzündung der Nervenwurzel bedingt ist.

Solche Nervenentzündungen können in manchen Fällen – wenn auch unsicher und sehr langsam – von selbst abheilen. Dann lassen die Schmerzen nach, obwohl der Bandscheibenvorfall unverändert bestehen bleibt. Die Akupunktur bringt in jedem Fall Hilfe.

Gut zu wissen

Neuroakupunktur hilft bei Ischialgien

Eine spezielle Form der Akupunktur, die wir aus der klassischen chinesischen Akupunktur weiterentwickelt haben, ist die Neuroakupunktur. Nach neueren Erkenntnissen ist die Neuroakupunktur in der Lage, den Heilungsvorgang an der Nervenwurzel ganz wesentlich zu beschleunigen oder überhaupt erst in Gang zu setzen. Eine Bandscheibenoperation ist so häufig zu vermeiden. Vermutlich aktiviert sie immunologische Stoffe (Nervenwachstumsfaktoren) im Körper, die die Nervenregeneration fördern.

Entzündung des Ischiasnervs

Anamnese: Herr R., 47 Jahre, Unternehmensberater, leidet seit 9 Monaten an tiefem Kreuzschmerz, der an der Außenseite des rechten Beins bis in den Fuß ausstrahlt. Sitzen und Liegen sind besonders schmerzhaft. Geschäftsreisen macht er nur im Zug – stehend, auch Konferenzen verbringt er im Stehen, nachts wacht er mehrmals mit Schmerzen auf und prüft schweißgebadet seine Lebens- und Berufsunfähigkeitsversicherung. Auf den Kernspinaufnahmen erkennt man einen größeren Bandscheibenvorfall zwischen den vorletzten Wirbelkörpern, der auf die rechte Nervenwurzel drückt. Zuerst ein Neurochirurg, dann, nach mehreren Spritzen, rät ihm auch der behandelnde Orthopäde zur Bandscheibenoperation. In dieser Situation entscheidet sich Herr R. zu einem letzten Versuch mit Akupunktur.

Therapie: Nach unserer Erfahrung ein typischer Fall für die Neuroakupunktur: 8 Sitzungen bringen eine 50 %ige Besserung vor allem des Beinschmerzes. Danach injizieren wir unterstützend einmalig ein Kortikoid sowie körpereigene Wachstumsfaktoren direkt an die Nervenwurzel.

Verlauf: Nach weiteren 8 Sitzungen verschwindet die Nervenentzündung. Viel wichtiger noch, der angeschlagene Nerv kann offensichtlich durch die Neuroakupunktur regenerieren. Nach insgesamt 16 Sitzungen ist eine 80 %ige Besserung erzielt. Die vollständige Nervenregeneration braucht selbstverständlich etwas Zeit: Nach 3 Monaten Nachheilungszeit, unterstützt durch intensives Bewegungstraining, ist Herr R. beschwerdefrei. Dies ist bis heute, 4 Jahre später, so geblieben.

Bei Anwendung der Neuroakupunktur heilen Entzündungen des Ischiasnervs, wenn sie noch keine 4 Monate bestehen, innerhalb von 2–3 Wochen aus. Eine 50%ige Linderung des Schmerzes tritt im Allgemeinen bereits nach 2 Tagen ein. Bei einer seit über 4 Monaten bestehenden Ischialgie bis zu Ischialgien mit jahrelangem Krankheitsverlauf, auch wenn vorausgegangene konventionelle Therapieversuche nicht halfen, kann die Neuroakupunktur das Krankheitsbild zum Abklingen bringen. Im Schnitt sind zwischen 12 und 25 Sitzungen erforderlich. In der TCM richtet sich die Behandlung der Rückenschmerzen und Ischialgien zwar vornehmlich nach den betroffenen Akupunkturmeridianen. Durch eine entsprechende chinesische Diagnose ist jedoch abzuklären, ob die Anfälligkeit dafür nicht auf einer Schwächung des Funktionskreises der Niere beruht. Hier könnte zusätzlich eine Moxibustion notwendig sein. Manchmal muss auch eine kombinierte Akupunktur-Schröpfkopf-Behandlung eingesetzt werden.

Hüftgelenkverschleiß, Hüftfehlstellung, Schleimbeutelentzündung an der Hüfte ✪✪✪

Schmerzen im Hüftgelenk werden bei älteren Menschen meist durch einen Gelenkverschleiß (Arthrose) hervorgerufen. Hier kann man in vielen Fällen durch eine Schmerzakupunktur den Zeitpunkt eines künstlichen Hüftgelenkersatzes um einige Jahre hinausschieben. Bei jüngeren Patienten, hier betrifft es in den meisetn Fällen Frauen, kann die Ursache für den frühzeitigen Gelenkverschleiß eine Fehlstellung (Dysplasie) des Hüftgelenks sein. Auch diese Patienten reagieren oft sehr gut auf eine Akupunktur.

▌ Eine Ausheilung erreicht man mit Akupunktur bei einer Schleimbeutelentzündung über dem großen Rollhügel des Oberschenkels.

Patienten mit einer solchen Entzündung können nicht mehr auf der betroffenen Seite liegen, die Beweglichkeit im Hüftgelenk kann wie bei der Arthrose eingeschränkt sein. Die konventionelle Medizin bietet hier nur Schmerzmittel und Injektionen, meist ohne lang anhaltenden Erfolg an.

▌ Akupunkturbehandlungen von Hüftgelenkschmerzen erweisen sich dann als sinnvoll, wenn die das Gelenk umgebenden Sehnen und Muskeln die Beschwerden verursachen.

Chronische Entzündung des Schleimbeutels

Anamnese: Seit 12 Jahren leidet Herr L., 56 Jahre, an Hüftschmerzen rechts, die sich jedes Jahr verschlechtern. Er ist so seit vielen Jahren in seiner Arbeit behindert und kann keinen Urlaub mehr antreten. Auch kann er nachts auf der rechten Seite nicht mehr liegen, und seine Gehstrecke beträgt maximal 100 m. Spritzen helfen nur für 1–2 Tage, auch eine Krankengymnastik bringt keine Besserung. So entschließt sich Herr L. zu einer Akupunkturbehandlung, die die gesetzliche Kasse in seinem Fall bezahlt.

Diagnose: Wir diagnostizieren nach einer eingehenden Untersuchung eine schwere chronische Entzündung des Schleimbeutels.

Therapie: Ab der 7. Sitzung zeigt sich eine erste Besserung, nach der 10. verschwinden die Schmerzen fast. Nach 3 Monaten melden sie sich wieder, sodass weitere 8 Behandlungen erfolgen. Seit der letzten Akupunkturbehandlung vor 2 Jahren ist Herr L. schmerzfrei, er läuft täglich 5 km.

AUS DER PRAXIS

Liegt die Ursache der Schmerzen aber direkt in einem Knochenverschleiß, kann man nur zeitweise die Schmerzsymptome lindern. Bei der Akupunktur des Hüftgelenks setzt man besonders lokale Akupunkturpunkte ein, häufig mit Elektrostimulation. Zusätzlich behandelt man wie bei vielen chronischen Gelenkerkrankungen, die in der Chinesischen Medizin als Schwäche- oder Leeresymptom aufgefasst werden, auch mit Moxibustion.

Knieschmerzen bei Kniegelenkverschleiß ✪✪✪, Knorpelschaden der Kniescheibe, Patellaspitzensyndrom ✪✪✪

Die Kniegelenkarthrose (Gonarthrose), der Verschleiß von Knorpel und Knochen, tritt meist bei älteren Menschen auf. Sie äußert sich durch eine diffuse, belastungsabhängige Schmerzhaftigkeit im Kniegelenk, oft mit Veränderung der Gelenkkonturen und teigiger Schwellung der Kniegelenkkapsel.

Hiervon zu unterscheiden sind Knieschmerzen, deren Ursache ein Reizzustand der Sehnen und Bänder ist. Dazu zählt das Patellaspitzensyndrom. Das Patellaspitzensyndrom und Veränderungen am Kniescheibenknorpel treten eher bei jüngeren Menschen und Sportlern auf.

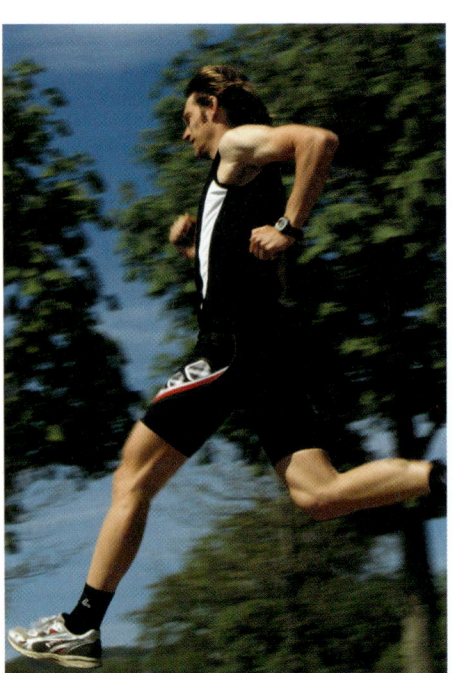

▐ Schmerzen des Kniegelenks lassen sich außerordentlich gut mit Akupunktur behandeln. Dies belegen mehrere wissenschaftliche Studien (GERAC).

Die Wirksamkeit der Akupunktur ist bei Gonarthrose der konventionellen Therapie deutlich überlegen. Die Be-

◄ Akupunktur hilft bei Kniegelenkverschleiß (Gonarthrose).

schwerden bessern sich innerhalb von 5–15 Sitzungen erheblich oder klingen vollständig ab, obwohl die zur Kniegelenkarthrose gehörenden degenerativen Knochenveränderungen am Kniegelenk weiterhin röntgenologisch zu erkennen sind.

▌ Sinnvoll ist bei Gonarthrose die Kombination mit naturheiltherapeutischen und körpereigenen Substanzen, die die Regeneration unterstützen können.

Gleiches gilt für die Behandlung des Kniescheibenknorpelschadens und des Patellaspitzensyndroms. Hier werden mehrere Nadeln direkt am Kniegelenk und um die Kniescheibe herum gestochen. Eventuell wendet man zusätzlich Moxibustion oder Elektrostimulation an. Darüber hinaus empfehlen wir hier aufgrund unserer Erfahrung auch begleitende krankengymnastische Übungsbehandlungen zur Stärkung der Oberschenkelmuskulatur.

Gonarthrose

Anamnese: Frau G., 63 Jahre, leidet seit 10 Jahren an belastungsabhängigen Schmerzen und Schwellungen im rechten Kniegelenk. Treppensteigen fällt ihr schwer, nachts drückt das Knie immer wieder, zuletzt war es richtig heiß und dick. Es wird mit Spritzkuren (knorpelaufbauende Substanzen) und ab und zu auch mit Kortison behandelt. Fast täglich nimmt sie entzündungshemmende und schmerzlindernde Medikamente. Aufgrund der starken Einschränkung ihrer Lebensqualität diskutiert man mit ihr für das rechte Knie den Einbau eines künstlichen Kniegelenks.

Diagnose: Auf den Röntgen- und Kernspinbildern zeigt sich ein deutlicher Verschleiß des Knochens (Arthrose), der Knorpel ist stellenweise aufgebraucht, und man sieht eine Flüssigkeitsansammlung im Kniegelenk.

Therapie: Während der Akupunktur, wir geben vor allem Ah-Shi-Punkte, Nahpunkte und die Nierenenergie stärkende Punkte, bessern sich die Beschwerden ab der 6. Sitzung langsam. Nach 15 Sitzungen beenden wir die Therapie mit einer Besserung von insgesamt 70 % und raten der Patientin, die Nachheilungszeit von 3 Monaten abzuwarten.

Verlauf: Erst 2 Jahre später erscheint Frau G. erneut in der Praxis. Ihr rechtes Knie ist seit der Akupunktur beschwerdefrei, sie kann wieder spazieren gehen und Treppen steigen. Nun möchte sie das andere Knie behandeln lassen, das seit 1 Jahr beginnende Arthroseschmerzen entwickelt. Gleiche Behandlung, gleiches Ergebnis. Die Patientin kommt nun alle 2 Jahre zu einer Auffrischbehandlung. Schmerz- und entzündungshemmende Mittel braucht sie seit 6 Jahren nicht mehr.

AUA DER PRAXIS

Wadenmuskelkrämpfe ✪✪

Krämpfe der Wadenmuskulatur treten nicht nur nach sportlicher Belastung auf. Viele Menschen leiden an nächtlichen Wadenkrämpfen, die sich vor allem in den frühen Morgenstunden bemerkbar machen und nur schwer zu behandeln sind.

▌ Vor Beginn der Akupunkturtherapie ist abzuklären, ob es sich bei den Wadenkrämpfen nicht um Symptome eines Elektrolytungleichgewichts, insbesondere eines Kalium- oder Magnesiummangels, handelt.

Treten die Beschwerden nach kurzen Gehstrecken auf, ist dies ein Hinweis auf arterielle Durchblutungsstörungen, bei denen auch eine operative Therapie erwogen werden muss. Häufig findet man jedoch für die nächtlich auftretenden Wadenkrämpfe keine Ursache. Es handelt sich dann um so genannte funktionelle Erkrankungen.

Die Akupunktur eignet sich in soch einem Fall gut zur Behandlung. Es werden viele lokale Punkte im Bereich der Wadenmuskulatur gegeben, zusätzlich aber auch Fernpunkte der entsprechenden Meridiane und allgemein auf Muskulatur und Durchblutung wirkende Punkte. Zwischen 3 und 10 Behandlungen sind im Allgemeinen erforderlich.

Gut zu wissen

Was sind funktionelle Erkrankungen?

Erkrankungen, bei denen sich keine Veränderung des Gewebes, der Körperstruktur, feststellen lässt, nennt man funktionelle Erkrankungen. Es sind Störungen der Funktion, aber nicht der Anatomie. Funktionsstörungen, wie beispielsweise verstärkte Anspannung der Muskulatur, Schlafstörungen, häufiges Frieren oder Schwitzen, lassen sich bestens mit Akupunktur behandeln. Anatomische Veränderungen, wie ein Knochenbruch oder ein Hüftgelenkverschleiß, hingegen nicht – hier muss am Ende operiert werden.

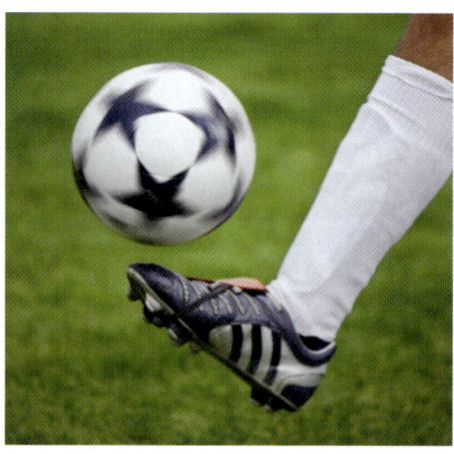

▲ Krämpfe? Auch hier hilft Akupunktur.

Zerrung des Sprunggelenks, Schmerzen an der Achillessehne, Fersenschmerz ✪✪✪

Bei schmerzhaften Entzündungen der Achillessehne hilft die Akupunktur auch bei hartnäckigen Fällen oft hervorragend. Beginnt man mit der Therapie im Anfangsstadium der Erkrankung, reichen 2–6 Sitzungen; bei chronischem Fersenschmerz (Achillodynie) sind 10–20 Behandlungen erforderlich.

▌ Zur Linderung und Heilung von Entzündungen der Achillessehne ist der kombinierte Einsatz von Akupunktur, Moxibustion und Schröpfkopftherapie wichtig.

Schmerzen und Schwellungen nach Zerrungen des Sprunggelenks (Sprunggelenksdistorsion) eignen sich ebenfalls gut für eine Akupunkturtherapie. Sie wirkt schmerzlindernd, abschwellend und beschleunigt den Heilungsverlauf. Hier sind meistens 2–10 Behandlungen erforderlich.

Schmerzen direkt unter der Ferse werden meist als Fersensporn bezeichnet, obwohl sie in der Regel nicht durch einen Knochensporn, sondern durch eine Entzündung des Fußsohlengewebes

Stauchung des Sprunggelenks

Anamnese: Die 16-jährige Schülerin U., begeisterte Basketballerin, kann seit 2 Jahren nicht mehr am Schulsport teilnehmen, seither schwillt ihr linkes Sprunggelenk bei der kleinsten Belastung an. Alles begann, als sie beim Basketball mit dem Fuß umknickte. Da ihre Röntgenbilder immer unauffällig sind, wird sie mit Verbänden, Salben, Spritzen, Tabletten und zuletzt mit einer 3-monatigen Ruhigstellung in einem Gipsverband behandelt. Eine rheumatische Erkrankung wird diskutiert, man unterstellt ihr Sportfaulheit.

Diagnose: Als wir eine Kernspinaufnahme machen, zeigt sich tatsächlich eine Knochenstauchung.

Therapie: Wir entscheiden uns zur Akupunktur, nur sind die genauen schmerzauslösenden Punkte nach 2 Jahren Erkrankungsdauer und diffus geschwollenem Sprunggelenk schwer zu finden. Innerhalb von 7 Sitzungen schwillt das Gelenk etwas ab. Nun zeigen sich die exakten Ah-Shi-Punkte. Nur 3 Sitzungen mit einer speziellen Stimulationstechnik dieser Ah-Shi-Punkte sind erforderlich, um die Beschwerden letztendlich zu beseitigen.

Verlauf: Seit nunmehr 6 Jahren spielt die ehemalige Patientin als völlig gesunde junge Frau wieder Basketball, und die Erkrankung ihres Fußes hat sie praktisch vergessen.

AUS DER PRAXIS

direkt am Knochenansatz des Fersenbeins verursacht sind. Die konventionelle Therapie besteht in der Weichbettung der Ferse durch Locheinlagen sowie in kortisonhaltigen Injektionen.

Mit der Akupunktur wird diese Erkrankung fast immer ausgeheilt, wobei neben der Körper- auch die Ohrakupunktur eingesetzt wird. Es ist von 6–15 Sitzungen auszugehen.

Rheumatische Gelenkerkrankung ✪

Rheumatische Gelenkerkrankungen (Rheumatoide Arthritis) sind vornehmlich durch das Auftreten von gleichzeitigen Entzündungen an verschiedenen Körpergelenken charakterisiert. Befallen sind am häufigsten die kleinen Gelenke der Finger und Zehen sowie Hand- und Fußgelenke. Auf Dauer führen die Gelenkveränderungen zu starken Schmerzen und Gelenkdeformationen sowie Bewegungseinschränkungen. Die schulmedizinische Therapie sollte durch Rheumatologen erfolgen.

Ein Therapieversuch mit Akupunktur ist bei dieser Erkrankung zu empfehlen. Da es sich bei rheumatischen Beschwerden um eine Erkrankung handelt, die sich zwar an verschiedenen Gelenken äußert, in ihrer Auswirkung aber den ganzen Menschen betrifft, ist die chinesische Diagnose wichtig.

Neben der Behandlung der einzelnen Gelenke durch lokale Nadeln müssen auch spezielle Syndrom-Akupunkturpunkte gegeben werden. Die Symptome der Krankheit lassen sich bessern. Anfänglich wird 2- bis 3-mal pro Woche eine Sitzung durchgeführt, später reichen Wiederholungsbehandlungen einmal wöchentlich. Allerdings darf eine Ausheilung bei diesem Krankheitsbild durch die Akupunktur nicht erwartet werden.

Gut zu wissen

Bi-Syndrome in der TCM

Die Chinesen beschreiben so genannte Bi-Syndrome, zu denen auch rheumatische Erkrankungen zählen. Krankheitserregende Faktoren der Bi-Syndrome sind Wind, Kälte und Feuchtigkeit. Je nach Körperkonstitution und Stärke der äußeren krankheitsverursachenden Faktoren können sich unterschiedliche Krankheitsbilder entwickeln. Zum Beispiel treten Steifigkeit und Schwellung der Gelenke gehäuft bei feuchter Witterung auf, ein steifer Nacken wird durch Windzug verursacht, Rückenschmerzen nehmen bei Kälte zu. All dies sind Bi-Syndrome, bedingt durch Kälte-Bi, Wind-Bi oder Feuchtigkeits-Bi, wie es in der Chinesischen Medizin heißt.

Hauterkrankungen

Bei Hauterkrankungen, insbesondere wenn sie den ganzen Körper betreffen wie zum Beispiel die Neurodermitis, kommt auch die ganze chinesische Medizin zum Einsatz: Akupunktur, chinesische Arzneikräuter und diätetische Maßnahmen. Bei isolierten Hauterkrankungen wie einer nicht heilenden Wunde am Bein wird die Akupunktur von der Laserakupunktur unterstützt. Zwar liegen speziell zu dieser Anwendung noch keine wissenschaftlichen Studien vor, aber die Erfahrung in der Praxis zeigt sehr deutlich, dass die Lasertherapie die Wundheilung hier enorm fördern kann.

Schlecht heilende Wunden am Unterschenkel, offene Unterschenkelgeschwüre ✪✪✪

Geschwüre an den Unterschenkeln sind meistens durch venöse Durchblutungsstörungen bedingt. Häufig finden sie sich bei alten Menschen, bei langjährigen Diabetikern oder nach einer Beinvenenthrombose. Leider haben diese

▼ Bei schlecht heilenden Wunden sollte der Middle Power Laser eingesetzt werden

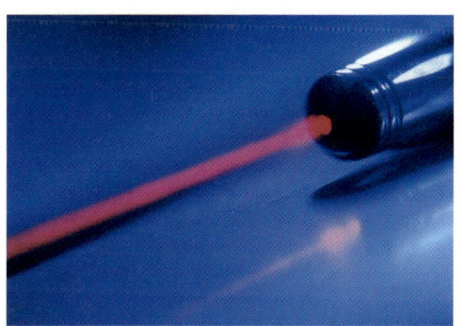

Geschwüre oft eine sehr schlechte Heilungstendenz, sodass zahlreiche Patienten trotz intensiver hautärztlicher Therapie über Jahre daran leiden.

Die Ursache der Unterschenkelgeschwüre liegt in einer krankhaft vermehrten Flüssigkeitsansammlung im Bereich des Geschwürs, die durch einen gestörten venösen Rückfluss bedingt sein kann.

▌ In der Traditonellen Chinesischen Medizin wird das Unterschenkelgeschwür als Flüssigkeitsstauung und somit als Yin-Stauung angesehen.

Tatsächlich findet man solche Geschwüre meist 2–3 Querfinger über dem Innenknöchel gelegen, genau dort, wo die

Gut zu wissen

Laserlicht fördert die Wundheilung

Ganz besonders hat sich bei der Behandlung schlecht heilender Wunden der Einsatz von Soft- oder Middlepowerlasern bewährt. Hierbei wird das Laserlicht so stark reduziert, dass man auf der Haut keinerlei Erwärmung bemerkt. Von therapeutischer Bedeutung ist dabei ausschließlich das kohärente Rotlicht, nicht aber eine etwaige Erwärmung der Haut.

3 Yin-Meridiane (Leber-, Nieren- und Milz/Pankreas-Meridian) des Unterschenkels sich am nächsten kommen. Mit der Akupunktur versucht man diese Yin-Stauung aufzulösen. Hierzu werden in der Nähe des Geschwürs gelegene Punkte und Fernpunkte der betroffenen Meridiane gestochen. Zusätzlich vermindert man damit die Tendenz des Gesamtorganismus, zu viel Flüssigkeit zu speichern. Hierzu gibt man allgemein wirksame Akupunkturpunkte.

Eventuell wendet der Arzt zusätzlich zur Akupunktur- und Laserbehandlung

AUS DER PRAXIS

Unterschenkelgeschwür

Anamnese: Frau S., 52 Jahre alt, ist seit 30 Jahren insulinpflichtige Diabetikerin und leidet seit 12 Jahren an einer offenen Stelle am Unterschenkel. Alle möglichen konventionellen Therapieformen mit Salbenbehandlung, ja sogar das Einstreuen von Zucker in die Wunde bleiben erfolglos. Sie muss das nässende 4 cm große Geschwür täglich 2- bis 3-mal verbinden.

Therapie: Vor Beginn der Akupunktur erfolgen eine Überprüfung der Insulineinstellung und eine internistische Abklärung etwaiger Begleiterkrankungen. Da Frau S. zusätzlich Übergewicht hat und die Haut in mehreren Bereichen wässrig geschwollen ist – auch der Zungenkörper ist ödematös –, beginnen wir die Behandlung mit allgemein auf den Wasserstoffwechsel des Körpers wirkenden Punkten. Nach der 3. Sitzung werden 4 Lokalpunkte im Umkreis des Geschwürs gestochen, zusätzlich Punkte des Nieren-, Milz/Pankreas- und Lebermeridians, also derjenigen Meridiane, die durch den Bereich des Geschwürs hindurchziehen. Frau S. erhält ein Softlasergerät, mit dem sie das Geschwür täglich 2-mal je 5 Minuten bestrahlt.

Verlauf: Vom 5. Tag der Behandlung an verfärben sich zuerst die Ränder des Geschwürs weißlich, Frau S. bemerkt ein Ziehen im Geschwür. In den darauf folgenden Tagen beginnt sich der Umkreis des Geschwürs allmählich zu verkleinern. Insgesamt dauert es 4 Wochen, bis das Geschwür ganz abgeheilt ist.

auch die Moxibustion an. Tatsächlich lässt sich mit einem kombinierten Einsatz dieser Methoden bei einer Vielzahl

von Patienten auch ein über Jahre oder gar Jahrzehnte bestehendes Geschwür ausheilen.

Akne ✪✪

Wie vor jeder anderen Therapie bei Akne müssen parallel zur Akupunkturbehandlung auch die Ernährungsgewohnheiten umgestellt werden.

Es werden durchblutungsfördernde Nahpunkte im Bereich der befallenen Hautstellen, Meridianfernpunkte und allgemeine, auf den Stoffwechsel wirkende Punkte gestochen. Besonders erfolgreich ist eine Akupunkturbehandlung, die bei der Auswahl der Punkte die Prinzipien der 5 Elemente berücksichtigt.

▌ Mit der Akupunktur trocknet man die insgesamt eher fettige Haut aus und

versucht, ihre Fähigkeit zu steigern, Schadstoffe, Talg und Flüssigkeit nach außen abzugeben.

Zum Austrocknen der Haut, zur Erhöhung des Yang – die Akne ist eine typische Yin-Erkrankung der Haut –, wird zusätzlich die Moxibustion eingesetzt. Unterstützen kann man die Akupunktur durch eine zeitlich begrenzte Ernährungstherapie nach traditionellen chinesischen Empfehlungen.

Handelt es sich um eine seit Jahren bestehende Akne, ist mit einer längeren Folge von Akupunktursitzungen zu rechnen.

Herpes labialis ✪✪✪, Herpes genitalis ✪

Am häufigsten befällt das Herpesvirus die Mundlippen (Herpes labialis) und führt zu schmerzhaften, auch chronischen Hautläsionen. Im Allgemeinen wird die Herpeserkrankung der Lippe als Ausdruck einer zeitweilig gestörten Abwehrfunktion des Körpers angesehen, wie sie bei einer gewöhnlichen Grippe oder auch bei Kindern bei bestimmten

Lungenentzündungen auftreten kann. Gut reagiert diese Erkrankung auf Laserbehandlung. Wichtig ist, dass mit der Lasertherapie erst vom 3. Erkrankungstag an begonnen wird. Setzt man den Laser zu früh ein, so kommt es zu einer Verstärkung der Erkrankung, das Herpesgeschwür an der Lippe kann richtig »aufblühen«.

Reisdiät bei Herpes labialis

Bei der Herpeserkrankung der Lippe handelt es sich in der TCM um eine Störung der Magenenergie (nach den 5 Elementen gehören der Mund und der Magen zum Erdelement). Die Chinesen empfehlen daher als Ernährungstherapie am 1. Erkrankungstag eine Diät mit gekochtem Reis. Kochen Sie so viel Reis, dass sie davon satt werden können, würzen sie ihn aber nicht. Und dazu trinken Sie am besten stilles Wasser. Diese Ernährung ist nach der Chinesischen Medizin kühlend und dämpft die »Hitze« der Herpeserkrankung. Probieren Sie es einmal aus.

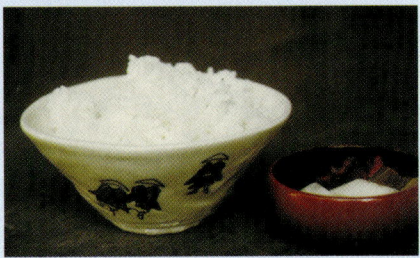

Normalerweise ist das Geschwür innerhalb von 1–2 Tagen nach Behandlungsbeginn abgeheilt.

Die genitale Herpeserkrankung (Herpes genitalis) ist mit Akupunktur duchweg um einiges schwieriger zu beeinflussen als der einfache Herpes der Lippe. Im Prinzip wird hier eine Kombination von Nadel- und Laserbehandlung angewandt. Gewählt werden Nahpunkte und Fernpunkte des Lebermeridians. Nach chinesischen Vorstellungen gehören die Genitalien zum Funktionskreis der Leber, und sehr häufig findet man tatsächlich Begleitsymptome, die auf eine Störung in diesem Funktionskreis hinweisen.

Gürtelrose ✪✪, chronische Post-Zoster-Neuralgie ✪

Die Gürtelrose (Herpes Zoster) ist eine tückische Erkrankung. Im Allgemeinen äußert sie sich durch ein brennendes Gefühl der Haut mit anschließend auftretenden, in Gruppen zusammenstehenden, kleinen wassergefüllten Bläschen. Meist zeigt sich die Erkrankung im Bereich des Brustkorbs oder des Bauchs, im Prinzip kann aber jede Körperstelle befallen werden. Besonders schmerzhaft ist die Herpes-Zoster-Erkrankung des Auges.

▮ Zuweilen kann Herpes Zoster ein Hinweis auf eine ernstere Störung innerer Organe sein.

Die konventionelle Therapie setzt im akuten Fall erfolgreich schmerzlindernde, die Entzündung und das Wachstum der Viren hemmende Medikamente ein. Meist heilt die Erkrankung folgenlos ab.

Besonders bei älteren Menschen kann der akute Herpes Zoster jedoch in einen chronischen Nervenschmerz, die Post-Zoster-Neuralgie, übergehen. Um dies zu verhindern, sollte bei älteren Menschen die Akupunkturbehandlung frühzeitig, also bereits während der akuten Krankheitsphase und als Begleitmaßnahme zur medikamentösen Therapie eingesetzt werden.

Durch die Akupunktur lässt sich der Verlauf einer Herpes-Zoster-Erkrankung verkürzen, und die Beschwerden während der akuten Krankheitsphase werden erheblich gemildert. Nach unserer Erfahrung hilft die Akupunktur etwa 40 % der an Post-Zoster-Neuralgien leidenden Patienten. Es können zwischen 10 und 40 Behandlungen erforderlich sein.

Schuppenflechte ✪✪

Die Schuppenflechte (Psoriasis) ist eine Hauterkrankung, die zu vermehrter Hornhautabschilferung führt. Dies äußert sich in zum Teil abblätternden weißen Hautschuppen mit umgebender Rötung. Häufig wird die Krankheit von starkem Juckreiz begleitet.

Wird die Schuppenflechte mit Akupunktur behandelt, so ist es Ziel der Therapie, die immer wieder chronisch auftretende Erkrankung in ihrem Ausprägungsbild zu bessern. Im Vordergrund steht dabei die lokale Durchblutungsförderung im Bereich der Hautschuppen, die mit lokalen Punktkombinationen erreicht wird.

Will man die Erkrankung dauerhaft bessern, sind auch hier die energetischen Verhältnisse in den einzelnen Organen zu berücksichtigen und eine entsprechende energetische Akupunkturtherapie durchzuführen: Man muss versuchen, den energetischen Zustand

Gut zu wissen

Die Heilkraft der Sonne nutzen

Genießen Sie die Sonne – in vielen Fällen bessert sich die Schuppenflechte, wenn Sie die Haut extremer Sonnenbestrahlung aussetzen. Noch besser, Sie kombinieren Sonne und Meer: Viele Patienten berichten, dass ihre Beschwerden nach einem mehrwöchigen Kuraufenthalt am Toten Meer nachließen. Die konventionelle Therapie ist hier äußerst variabel.

besonders der Lunge zu behandeln, weil dieses Organ mit der Haut assoziiert wird, aber auch die äußeren Körperschichten des Patienten sind entsprechend zu stimulieren.

Da es sich nach chinesischer Auffassung bei der Schuppenflechte um eine typische Yin-Erkrankung der Haut handelt, setzt man die Moxibustion ein. Daneben sind bei diesem Krankheitsbild auch die chinesische Ernährung und die Arzneikräutertherapie von Bedeutung. Behandlungszyklen von 7–15 Sitzungen sind bei der Schuppenflechte in Abständen zu wiederholen.

Neurodermitis ✪✪

Bei dieser Erkrankung, die einen Menschen das ganze Leben lang begleiten kann, ist die Haut gerötet, und meist bilden sich juckende Bläschen. Die allergieartige Hauterkrankung zeigt milde bis äußerst unangenehme Verlaufsformen.

Die Neurodermitis stellt für die Akupunktur eine Herausforderung dar: Der Akupunkturarzt muss der Therapie eine differenzierte energetische Syndrom- und 5-Elemente-Diagnostik zugrunde legen. Es sind viele Sitzungen notwendig, ehe man mit Sicherheit eine Besserung des Krankheitsbildes erwarten kann. Da dieser Erkrankung mit Mitteln der Schulmedizin allerdings nur schwer beizukommen ist, erscheint ein Therapieversuch mit Akupunktur unbedingt lohnend.

▌ Neurodermitis beginnt meist schon im Säuglingsalter. Es empfiehlt sich daher, die Akupunkturtherapie bereits zu diesem Zeitpunkt einzusetzen. Erfahrungsgemäß zeigt sich, dass Kinder sehr schnell und anhaltend auf Akupunktur reagieren.

Häufig werden neben der Akupunktur auch die Elektrostimulation der Akupunkturnadeln, chinesische Arzneikräuter und Ernährungstherapie eingesetzt. Die Therapiedauer umfasst 15 und mehr Sitzungen.

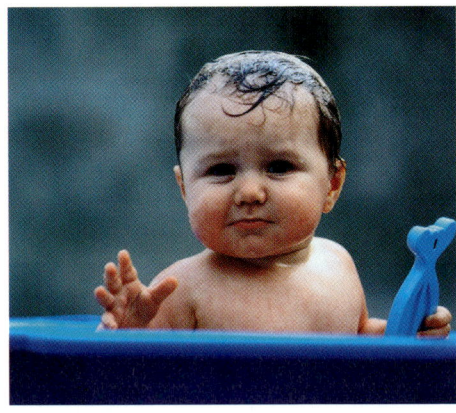

▲ Eine umfassende Therapie tut Ihrem Baby gut.

Schwere Neurodermitis

Anamnese: Eine 38-jährige Patientin, Mutter zweier Kleinkinder, leidet seit ihrer Heirat vor 8 Jahren an schwerster Neurodermitis mit quälendem Juckreiz. Die Haut ist trocken und verdickt, insbesondere am Hals und im Gesicht, überall finden sich blutig aufgekratzte und teilweise auch eitrig entzündete Stellen. Ihre Ehe beschreibt sie als schwierig und konfliktreich, immer wieder besonders vor der Menstruation ist sie gereizt, und dann verstärkt sich auch regelmäßig die Neurodermitis.

Diagnose: Mit der chinesischen Diagnostik entdecken wir eine Qi-Stagnation der Leber mit einer Blutschwäche und aufsteigendem Leber-Yang sowie eine Hitze des Bluts in der Lunge. Letztere äußert sich durch die gerötete, trockene und blutige Haut.

Therapie: In der Akupunktur setzen wir zuerst »Hitze ausleitende« Techniken ein wie den Mikroaderlass. Dann wird das Qi der Leber beruhigt und entspannt und das Blut gestärkt.

Die Patientin bekommt chinesische Arzneikräuter und Ernährungstipps. Sie meidet fortan heiße Gewürze wie Pfeffer und Chili sowie scharf angebratene Speisen und Frittiertes. Stattdessen legt sie den Schwerpunkt auf Qi und blutstärkende Nahrungsmittel wie Gemüse, gedünstetes Obst, bestimmte Fisch- und Fleischsorten.

Verlauf: Während der 25 Behandlungen in 25 Wochen – aus beruflichen Gründen ist bei ihr nur eine Sitzung pro Woche möglich – bessert sich die Haut kontinuierlich. Zuletzt zeigt sich das Hautbild fast wieder normal, keine Rötung, keine Trockenheit, kein Jucken und keine Eiterpusteln. Ihr Gesicht ist wieder wunderbar anzusehen. Gleichzeitig normalisiert sich auch die emotionale Situation. Sie ist nicht mehr so gereizt, schreit ihre Kinder nicht mehr an. Sie nimmt das Leben gelassener, ihre Beziehung bessert sich, und sie spielt wieder, was sie seit Jahren nicht mehr tat, Klavier.

Kosmetische Akupunktur ✪✪✪

Die kosmetische Akupunktur (Facelifting und Faltenentfernung) wurde aus der TCM entwickelt. Sie wird bereits seit längerem in den USA erfolgreich eingesetzt und gewinnt jetzt auch in Deutschland an Bekanntheit. Besonders gut lassen sich tiefe Mund-Nasen-Falten und Stirnfalten glätten. Erschlaffte Wangen- und Halspartien lassen sich nachhaltig straffen. Insgesamt erscheint das Gesicht jünger und frischer, ohne dass der Gesichtscharakter verändert wird. Ein

Warzen ✪

Bei therapieresistenten Warzen, die sich an der Hand oder besonders an der Fußsohle zu störender Größe entwickeln können, lässt sich eine Akupunktur durchführen. Behandelt wird mit mehreren Nadeln, die man kreisförmig um das Zentrum herum sticht. Zusätzlich gibt man Nah- und Fernpunkte des von der Warze betroffenen Meridians. Eventuell ist Moxibustion angebracht. Die Therapiedauer liegt zwischen 4 und 10 Sitzungen.

erster Therapieerfolg sollte bereits nach der 2. Behandlung erkennbar sein.

Hierbei werden sehr dünne Nadeln verwendet, sodass die Behandlung nahezu schmerzfrei ist. Spezielle Stimulations- und Stichtechniken sowie der Einsatz der Laserakupunktur sind für den Therapieerfolg entscheidend.

▮ Vermutlich beruht die Wirkung auf der Ausschüttung von Hormonen wie Endorphinen, Östrogenen, Zytokinen, Histaminen, die den Zellstoffwechsel anregen und so die Durchblutung und Wasserspeicherkapazität der Haut erhöhen.

Wir setzen verschiedene körpereigene Stoffe, vor allem Wachstumsfaktoren für das Bindegewebe, unterstützend zur Akupunktur ein. Damit können wir Ergebnisse erzielen, die eine sehr gute Alternative zu chirurgischen Maßnahmen oder Kollageninfiltrationen bieten, aber ohne deren Risiken wie Gesichtsnervenlähmung, Hautentzündung, maskenhaft veränderter Gesichtsausdruck. Die kosmetische Akupunktur sollte nur von einem in dieser Therapieform erfahrenen Akupunkturarzt durchgeführt werden.

Nervenerkrankungen

Bei Kopfschmerzen und Migräne ist nach unserer Erfahrung die Akupunktur die Therapie der ersten Wahl, das hat sich auch durch die umfassenden GERAC-Studien bestätigt. Aber ebenso bei multipler Sklerose und der Parkinson-Erkrankung kann die Akupunktur begleitend zur medikamentösen Therapie helfen. Einfach ist die Akupunktur bei diesen Erkrankungen allerdings nicht, und für eine erfolgreiche Behandlung erfordert es in jedem Fall einen mit diesen Krankheitsbildern erfahrenen Arzt. Darüber hinaus gilt bei Nervenerkrankungen besonders: Je früher man mit der Akupunkturtherapie beginnt, desto besser sind die Chancen auf einen Erfolg.

Gefäßbedingter Kopfschmerz (Migräne) ✪✪✪

Kopfschmerzen sind für die Akupunktur eines der bekanntesten Anwendungsgebiete. Mit den international größten klinischen Studien, den GERAC-Studien, haben wir gezeigt, dass die Ergebnisse der Akupunktur mindestens so gut sind wie die etablierte Migräneprophylaxe mit Betablockern, und das ohne deren Nebenwirkungen.

▌ Wir halten bei chronischer Migräne die Akupunktur für die Therapie der ersten Wahl und empfehlen jedem Migränepatienten, seine Erkrankung mit Akupunktur behandeln zu lassen.

Wichtig dabei ist die Akupunkturqualität, insbesondere die Stichtechnik und die Anzahl der Sitzungen. Viele unserer Patienten werden über Jahre, manche für immer beschwerdefrei. Das lässt sich mit einer medikamentösen Therapie nicht erreichen.

Therapiert wird mit mehreren Nahpunkten am Kopf, kombiniert mit Fernpunkten an der Hand, am Handgelenk und Unterarm sowie am Unterschenkel. Leidet der Patient zudem unter Übelkeit oder Erbrechen, so werden auch Punkte am Bauch gestochen. Viele Kopfschmerzpatienten benötigen, da es sich um eine chronische Erkrankung handelt, eine das allgemeine Yin des Körpers aufbauende Therapie, wozu sich neben der Akupunktur auch die Ernährung eignet. Eventuell wird zusätzlich auch die Moxibustion angewandt.

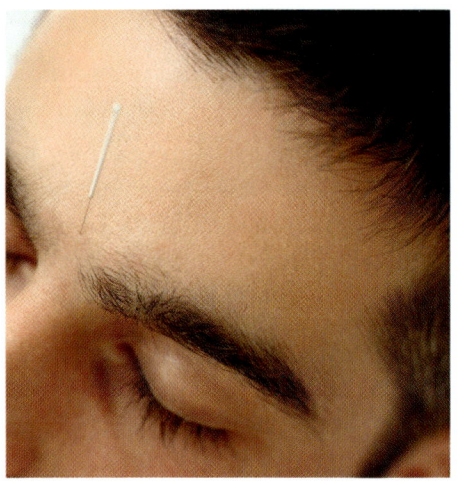

▲ Yintang – ein typischer Akupunkturpunkt bei Stirnkopfschmerzen.

Weiterhin von Bedeutung sind Begleitsymptome wie Schwindel, Übelkeit, Erbrechen oder auch Reizung der Augen; sie weisen ihrerseits auf andere Organkreise hin. Zusätzlich versucht der Arzt herauszufinden, ob es sich um einen Fülle- oder Leerekopfschmerz handelt, also um einen Energieexzess in dem jeweils betroffenen Meridian oder aber um einen Energiemangelzustand. Bedeutsam für die Therapie sind neben der allgemeinen klinischen Diagnostik auch die Zungen- und eventuell die Pulsdiagnose. Bevor der Kopfschmerz ganz aufhört, ändert sich meist zunächst die Häufigkeit des Auftretens, auch können die typischen Kopfschmerztageszeiten wechseln, oder der Charakter des Schmerzes wandelt sich. Meist reduzieren sich zuerst Übelkeit und Erbrechen.

Eine über Jahre bestehende chronische Migräne lässt sich nicht durch 1 oder 2 Behandlungen auf Dauer beseitigen. Meist sind mindestens 7–12 Sitzungen notwendig, bis sich erste Therapieerfolge einstellen. Manche Patienten berichten erst nach 30 Behandlungen über eine dauerhafte Besserung des Krankheitsbildes. Häufig gelingt es uns, die Therapie durch Injektionen mit Homöopathika und körpereigenen Substanzen an bestimmte Akupunkturpunkte des Kopfes erheblich abzukürzen und die Erfolgsrate zu erhöhen.

Gut zu wissen

Wir unterscheiden vier Kopfschmerztypen

Bei der Interpretation der Kopfschmerzsymptome nach chinesisch-diagnostischen Kriterien wird zuerst die Zuordnung des Schmerzes zu bestimmten über den Kopf ziehenden Meridianen berücksichtigt.

▌ Am häufigsten ist der Gallenblasenkopfschmerz, der dem halbseitigen Schläfenkopfschmerz entspricht.
▌ Gefolgt vom Magenkopfschmerz, der auf der Stirn lokalisiert ist.
▌ Dann der Blasenkopfschmerz, der im mittleren und oberen Anteil der Stirn gelegen ist und von dort zum Nacken zieht.
▌ Außerdem gibt es den Leberkopfschmerz genau auf der Schädelhöhe.

Kopfschmerzen

Anamnese: Frau W., 35 Jahre, engagierte Kieferchirurgin, leidet seit dem 20. Lebensjahr an Kopfschmerzen. In den letzten Jahren haben sich Intensität und Häufigkeit gesteigert. Bis zu 3-mal pro Monat plagen sie Kopfschmerzattacken mit Übelkeit und Erbrechen, Schwindel und Sehstörungen. Ohne Medikamente ist Frau W. schon seit Jahren nicht mehr arbeitsfähig.

Diagnose: Die chinesische Diagnostik ergibt einen Shao-Yang-Kopfschmerz (im Bereich des Gallenblasenmeridians) aufgrund eines aufsteigenden Leber-Yangs bei Leber-Blut-Schwäche. Aufgrund starker beruflicher Überlastung und der häufigen Migräneattacken zeigt sich in Milz/Pankreas eine beginnende Qi-Schwäche verbunden mit vermindertem Appetit, leichten Verdauungsstörungen und leichter Müdigkeit auch am Tage.

Therapie: Wir setzen Fernpunkte am Fuß, am Unterschenkel und am Unterarm ein, um das energetische Ungleichgewicht zu beseitigen. Für lokale Punkte am Kopf verwenden wir sehr dünne Nadeln, die schmerzfrei gestochen werden – eine andere Technik hätte den Kopfschmerz eher verschlimmert. Zusätzlich erfolgen immer wieder Injektionen an die Punkte Blase 10, Gallenblase 20 und die so genannten Hua-Tuo-Punkte des Nackens. Nach der 3. Sitzung kündigt sich wieder eine Migräneattacke an, doch erstaunlicherweise bleibt es bei der Ankündigung. Die Symptome verschwinden ohne Migräne, Übelkeit und Erbrechen.

Verlauf: Nach 8 Sitzungen ist Frau W. erstmals seit Jahren beschwerdefrei. Sicherheitshalber führen wir insgesamt 12 Sitzungen durch. Seit einem Jahr ist die Patientin beschwerdefrei.

AUS DER PRAXIS

Trigeminusneuralgie ✪✪✪

Trigeminusneuralgien gehören zu den schmerzhaftesten Erkrankungen überhaupt. Häufig treffen sie einen bis dahin gesunden Menschen wie ein Blitz aus heiterem Himmel. Blitzartig schießen die Schmerzen auch in Stirn, Wange oder Unterkiefer ein. Die Schmerzen können Zahnschmerzen weit übertreffen, und manche Patienten wurden dadurch so gepeinigt, dass sie Selbstmord verübten.

▪ Der kleinste äußere Reiz wie ein Windzug, eine Erschütterung beim Gehen oder gar das Kauen der Nahrung kann die Schmerzattacke plötzlich auslösen.

Trigeminusneuralgie

Anamnese: Herr K., 52 Jahre, ist bis auf gelegentlich auftretende Kopfschmerzen gesund. Eines Abends verspürt er einen stechenden Schmerz in der linken Wange. Als der Schmerz immer häufiger auftritt, geht er zum Zahnarzt. Der kann ihm nicht helfen. Schließlich stellt der Neurologe eine Trigeminusneuralgie fest. Eine 3-wöchige stationäre Behandlung hilft nicht. Im Gegenteil: Die Schmerzen nehmen so rapide zu, dass er in die neurologische Universitätsklinik eingeliefert wird. Obwohl man ihn dort über 4 Wochen mit Kortisoninfusionen behandelt, bessert sich das Krankheitsbild kaum. Als Herr K. die Klinik verlässt, bereitet man ihn darauf vor, dass es sich um eine chronische Verlaufsform der Trigeminusneuralgie handelt und vorerst mit keiner wesentlichen Besserung zu rechnen sei.

Therapie: Als wir bei Herrn K. mit der Akupunktur beginnen, liegt er schon wochenlang im Bett und kann die Schmerzen nur noch mit Zäpfchen bekämpfen, da ihm Schlucken unmöglich ist. Herr K. hat 14 kg abgenommen. Zuerst stimulieren wir Akupunkturpunkte im Bereich der gesunden Gesichtshälfte mit sehr dünnen Nadeln. Erst nach 5 Behandlungen werden die Punkte der erkrankten Gesichtshälfte genadelt. Besonders wichtig ist hier das exakte Aufsuchen der schmerzhaften Stellen, der Ah-Shi-Punkte. Nach 8 Sitzungen beginnt sich das Krankheitsbild zu bessern.

Verlauf: 14 Behandlungen dauert es, bis Herr K. sich normal bewegen kann und sich wieder traut, seine Haare zu waschen – eine Prozedur, die bis dahin aufgrund der dadurch ausgelösten Schmerzen unmöglich war. Nahezu schmerzfrei essen kann er wieder nach 24 Behandlungen. Insgesamt benötigt er 36 Sitzungen. Der Aufwand für die Akupunkturtherapie ist für ihn erheblich, doch er nimmt dies bei der Stärke seiner Erkrankung in Kauf. 4 Wochen sowie 3–6 Monate nach Therapieende führen wir jeweils 2–3 Auffrischungsbehandlungen durch. Seit 2½ Jahren ist Herr K. beschwerdefrei.

Manche Patienten sind daher nicht mehr in der Lage, Schmerztabletten zu sich zu nehmen, da allein das Schlucken die Schmerzen in unerträglicher Weise provoziert. Die herkömmliche Therapie bedient sich schmerzlindernder und antiepileptischer Medikamente, bleibt aber oft unbefriedigend. Auch eine operative Therapiemöglichkeit besteht, ist aber im Langzeitergebnis als unsicher zu beurteilen. Viele Krankheitsverläufe ziehen sich über Jahrzehnte hin.

Die Trigeminusneuralgie gehört zu den Erkrankungen, bei der die Akupunktur am dringendsten und vor allen anderen Therapieformen einzusetzen ist. Neuere Untersuchungen zeigen, dass die

Wichtig

Lokale Punkte nadeln

Achten Sie darauf: Es müssen mehrere lokale Punkte im Gesicht – aber immer zuerst auf der nicht betroffenen Seite – genadelt werden. Erst im weiteren Therapieverlauf wechselt der Arzt langsam auf die erkrankte Seite. Zusätzlich werden Fernpunkte gegeben. Als zusätzliche Maßnahme ist die Laserakupunktur empfehlenswert.

Erfolgsaussichten besonders hoch sind, wenn die Erkrankung erst seit wenigen Jahren besteht. Angesichts der übrigen schlechten therapeutischen Möglichkeiten sollte der betroffene Patient früh auf eine Akupunktur drängen.

Eine Trigeminusneuralgie, die erst seit einigen Wochen besteht, lässt sich mit 5–15 Sitzungen beheben; besteht sie jedoch schon über Monate, benötigt man bis zur Heilung 15–30 Behandlungen. Eine seit Jahren andauernde Erkrankung lässt sich so häufig deutlich bessern und die Medikamenteneinnahme reduzieren. Tritt die Erkrankung wieder auf, kann man die Akupunktur wiederholen. Am Anfang ist oft täglich zu behandeln.

Gesichtsnervenlähmung ✪✪✪

Die Gesichtsnervenlähmung (Fazialisparese) tritt unvermittelt auf. Häufig bemerkt der Patient plötzlich morgens vor dem Spiegel, dass der Mundwinkel auf der einen Seite schief herunterhängt oder dass er sein Augenlid nicht mehr richtig schließen kann. Diese Nervenstörung kann einige Tage dauern; sie kann sich aber auch zu einer bleibenden Schädigung des Gesichtsnervs entwickeln. Wie bei der Trigeminusneuralgie sollte man auch bei der Lähmung dieses Nervs mit der Akupunktur möglichst frühzeitig beginnen.

▶ Die Gesichtsnervenlähmung wird als „Winderkrankung" angesehen.

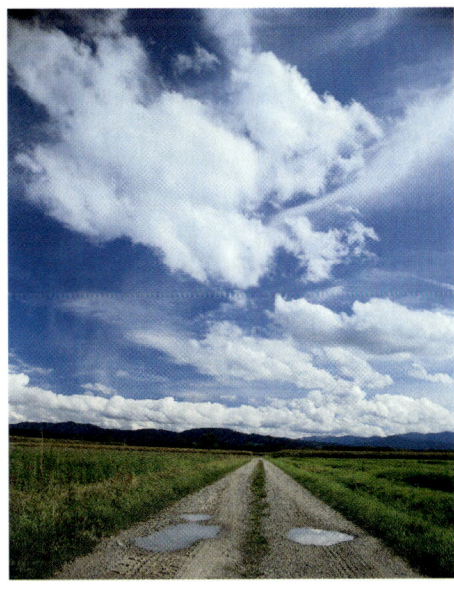

155

Zu viel Wind ist nicht gut

Anders als in Europa ist die Gesichtsnervenlähmung in China extrem häufig – ganze Krankenhausabteilungen behandeln nur Patienten mit diesem Krankheitsbild. In der Chinesischen Medizin sieht man die Gesichtslähmung als eine Erkrankung an, die durch Windzug ausgelöst wird – eine Winderkrankung also. Man vermutet, dass die schlechten zugigen Wohnungsbauten für die außergewöhnliche Häufigkeit verantwortlich sind.

Therapiert man die Krankheit im Anfangsstadium, so reichen meist zwischen 3 und 8 Akupunkturbehandlungen. Dabei spürt man als Patient deutlich, wie sich die Lähmung von Sitzung zu Sitzung bessert.

Karpaltunnelsyndrom ✪✪

Kribbeln an der Hand, vor allem der ersten 3 Finger, eine Kraftlosigkeit des Daumens und nächtliches Einschlafen der Hände sind häufige Zeichen einer Störung des »Nervus Medianus«, eines kräftigen Nervs, der die Hand versorgt. Durch Schwellungen im Bereich des Handgelenks, Verkürzungen der Bänder und mangelnde Durchblutung kann der Nerv gestört werden, und es kommt zu den beschriebenen Beschwerden. Frauen sind häufiger als Männer betroffen, das übliche Lebensalter für die Entwicklung eines Karpaltunnelsyndroms ist etwa 50 Jahre.

Normalerweise behandelt man zuerst mit Schmerz- und Entzündungsmitteln, dann mit Kortisoninjektionen oder auch mit einer operativen Erweiterung des Nervenkanals. Nachts hilft in zahlreichen Fällen eine Schienung des Handgelenks.

▌ Aus chinesischer Sicht liegt hier meist eine Blutschwäche mit Mangelernährung des Nervs vor, auch können Schleimansammlungen eine Rolle spielen.

Behandelt wird mit feinen, tonisierenden Lokal- und Nahpunkten sowie Akupunkturpunkten und Arzneikräutern, die das Blut aufbauen. In der Regel erzielen wir damit gute Ergebnisse. Dies belegt jetzt auch eine Pilotstudie der Harvard-Universität. Falls sich die Beschwerden durch die Akupunktur nicht bessern, kann immer noch operiert werden, wobei arthroskopische, das Gewebe möglichst wenig verletzende Techni-

ken das Risiko einer durch die Operation bedingten Narbenbildung um den Nerv herum vermeiden.

Lähmungen nach Schlaganfall ✪✪

Bei der Behandlung von Lähmungsfolgen eines Schlaganfalls (zerebraler Insult) wird die Akupunktur zusätzlich zu anderen Rehabilitationsmaßnahmen erfolgreich eingesetzt. Beginnt man mit der Therapie frühzeitig, so bilden sich viele Lähmungen oft erstaunlich schnell zurück. Beginnt man mit der Akupunktur jedoch erst einige Wochen oder Monate nach dem Schlaganfall, so ist es Ziel der Behandlung, den als Folge der Lähmungen auftretenden Muskelschwund zu verhindern oder mindestens zeitlich

zu verzögern und die willkürlich möglichen Bewegungen zu verbessern.

▌ Neben der manuellen Nadelstimulation bedient man sich hier therapeutisch auch der Elektroakupunktur, weiterhin der Schädel- und Ohrakupunktur.

Die Anzahl der notwendigen Therapiesitzungen ist sehr unterschiedlich, weniger als 10 Sitzungen sind jedoch selten ausreichend.

Epileptische Erkrankung ✪

Bei der Epilepsie wendet man die Akupunktur zusätzlich zu medikamentösen Maßnahmen an. Das angestrebte Therapieziel ist meist, eine Dosisreduktion der antiepileptischen Medikamente zu erreichen.

Außerdem wird die Akupunktur auch erfolgreich bei akuten Krampfanfällen als Notfalltherapie angewandt. Hierbei wird an dem Akupunkturpunkt DU 26, der auf der Verbindungslinie zwischen Nase und Oberlippe, am Übergang

vom oberen zum mittleren Drittel liegt, eine Nadel eingestochen und stark stimuliert.

Notfalltherapie – auch ohne Nadel

Fehlt in einer akuten Notfallsituation zur schnellen Behandlung eines Krampfanfalls eine Akupunkturnadel, so reicht es häufig aus, wenn Sie den Punkt DU 26 mit dem Daumennagel kräftig massieren. Der Krampfanfall lässt sich auf diese

Weise oft innerhalb weniger Sekunden beenden.

Bei kindlichen Epilepsieformen gelingt es, die Erkrankung mit Akupunktur in bis zu 60 % der Fälle zu heilen. Allerdings ist die Behandlung in zeitlich engen Abständen, mindestens 2-mal pro Woche, über längere Zeit hinweg durchzuführen. Nach etwa der 10. Akupunktursitzung bemerkt man normalerweise eine Besserung des Anfallsmusters und eine Reduzierung der Anfallshäufigkeit.

Parkinson-Krankheit ✪✪✪

»Parkinson reagiert von den schweren neurologischen Erkrankungen des Zentralnervensystems wie Schlaganfall, multiple Sklerose sicher noch am besten auf Akupunktur«, so der in der Akupunktur neurologischer Krankheitsbilder sehr erfahrene Neurologe Uwe Meier. »Von einer Heilung kann auf keinen Fall die Rede sein, aber die Symptome können nach meiner Erfahrung gebessert werden, allen voran die Mimik und die Bewegungsstörungen, eventuell lassen sich durch Akupunktur auch Medikamente einsparen.«

Bei dieser Erkrankung gehen bestimmte Zellen der so genannten Stammganglien (Nervenknoten, Streifenkörper) des Gehirns zugrunde, die an der Steuerung der Bewegung beteiligt sind. Die Patienten leiden an Koordinationsstörungen, Zittern, erhöhter Muskelanspannung und einem maskenartigen Gesichtsausdruck. Auch die Stimmungslage erstarrt –

Multiple Sklerose ✪✪

Genau wie bei der Parkinson-Krankheit handelt es sich bei multipler Sklerose um eine schwere neurologische Erkrankung des zentralen Nervensystems. Eine Heilung durch Akupunktur ist nicht möglich. Das erreicht man aber auch nicht durch westliche konventionelle Therapien. Man sollte aber sicherlich versuchen, mit Akupunktur im Einzelfall die Symptome der Erkrankung zu lindern. Wir betreuen seit Jahren Patienten mit multipler Sklerose, die im akuten Schub deutlich weniger oder auch gar keine Kortisonstoßtherapie mehr benötigen. Die Akupunktur sollte nur gemeinsam mit der schulmedizinischen Therapie erfolgen, am besten durch einen in Akupunktur erfahrenen Neurologen.

Parkinson-Krankheit (Neurologe Dr. Uwe Meier)

Anamnese: Ein 76-jähriger Patient mit Parkinson im mittleren bis fortgeschrittenen Stadium leidet unter schweren Bewegungseinschränkungen, Gangstörung, ausgeprägtem Zittern der Hände in Ruhe und in Aktion. Weiterhin klagt er über Antriebslosigkeit und vermehrte Müdigkeit, Knie- und Rückenschmerzen.

Diagnose: Wir diagnostizieren eine Milz-Qi-Schwäche sowie einen Nieren- und Leber-Yin-Mangel.

Therapie: Vor 6 Jahren haben wir eine Akupunkturserie von 15 Sitzungen durchgeführt.

Verlauf: Der Tremor ist daraufhin 3–4 Jahre lang überhaupt nicht mehr vorhanden, die Schmerzsymptomatik deutlich besser, die Aufrichtung der Körperachse bessert sich ebenfalls und damit das Gangbild. Die Minderbeweglichkeit ansonsten ist gleich bleibend, allerdings ist der funktionelle Einsatz der Hände aufgrund der nicht mehr vorhandenen Tremorsymptomatik sehr viel umfangreicher. Dann stellt sich der Tremor langsam wieder ein, bemerkenswerterweise nur gering in den Händen, dafür überwiegend im Mundbereich. Das Krankheitsbild ist auch ansonsten weiter fortgeschritten, die medikamentöse Therapie seit Jahren praktisch ausgereizt und durch die Nebenwirkungen begrenzt.

Durch Nachbehandlungen mit weiteren Akupunkturserien kann jeweils an die vorangegangenen Erfolge angeknüpft werden, wobei die Intervalle einer Besserung sich mit fortschreitender Erkrankung verkürzen.

---

diese Patienten sind häufig antriebsarm und depressiv. Schulmedizinisch gibt man u. a. Dopamin steigernde Substanzen.

Zwar liegen bisher keine zuverlässigen klinischen Studien zur Akupunktur bei der Parkinson-Krankheit vor. Eine koreanische und eine chinesische Arbeitsgruppe konnten aber unabhängig voneinander an der Ratte zeigen, dass die Akupunktur den wichtigen Wachstumsfaktor BDNF (Brain Derived Neurotrophic Factor) stimuliert und den Zerfall von Nervenellen (Substantia nigra) bremsen kann. Zudem beeinflusst die Akupunktur das Dopaminsystem.

Insgesamt sind 15 und mehr Behandlungen, häufig mit Elektroakupunktur, erforderlich. Auch die Ohrakupunktur mit Implantation einer Titandauernadel soll laut dem Neurologen Ulrich Werth aus Magdeburg sehr gute Erfolge bringen. Meist müssen die Behandlungen wiederholt werden.

Suchtbehandlung

Immer wieder berichtet die Presse über Akupunktur im Zusammenhang mit Suchtbehandlung. Dabei wird die Akupunktur oft in die Nähe einer alles heilenden Wundertherapie gerückt. Für alle Suchtformen gilt jedoch, dass neben der Behandlung unbedingt ein starker eigener Wille, die Sucht zu überwinden, vorhanden sein muss. Gegen seinen Willen kann kein Patient von seiner Sucht befreit werden, auch nicht mit

Akupunktur. Sie erleichtert jedoch bei manchen Suchtformen die erste Zeit der Entwöhnung, indem die typischen Entzugssymptome gedämpft werden. Auf Dauer aber muss der Patient unbedingt auf eine persönliche Verhaltensänderung und Veränderung der die Sucht fördernden Lebensumstände hinwirken. Bei ausgeprägten Suchtformen gelingt dies nur selten ohne psychotherapeutische Hilfe.

Raucherentwöhnung ✪✪

Die Raucherentwöhnung nimmt im Vergleich zu vielen anderen Erkrankungen, die man mit Akupunktur behandeln kann, nur eine unbedeutende Stellung ein. Trotzdem sollte man die Möglichkeit nutzen, die körperlich oft sehr unangenehmen Symptome, die sich hier durch plötzlichen Nikotinentzug einstellen, mit Akupunktur zu mildern.

Besonders der in der Anfangsphase der Raucherentwöhnung auftretende übermäßige Appetit, die dadurch bedingte Gewichtszunahme, die Nervosität sowie körperliche Unruhe mit Schweißausbrüchen und Schlafstörungen, das fortwährende Verlangen, doch noch eine letzte

Tipp

Mit Dauernadeln zum Erfolg

Bei Raucherentwöhnung empfehlen wir den Einsatz von Dauernadeln, die Sie bis zu einer Woche im Ohr belassen können. Hierbei sollten Sie aber unbedingt darauf achten, dass keine Infektionen entstehen, da einmal infizierte Stellen aufgrund des wenig durchbluteten Ohrknorpelgewebes nur schlecht heilen. Wenn die Nadeln jucken oder brennen, müssen Sie diese also sofort entfernen.

Zigarette zu rauchen, werden mit der Akupunktur gemindert.

▪ Natürlich gehört zur Raucherentwöhnung zuallererst der persönliche Wille, von der Zigarette loszukommen.

Bei Raucherentwöhnung wählen wir eine Kombination von Körper- und Ohrakupunktur. Punkte mit direktem Einfluss auf Lunge und Magen werden mit aggressionshemmenden und sedierenden Punkten kombiniert. Je nach Erfahrung des Arztes wird manuell oder elektrisch stimuliert. Während der Behandlung bemerkt der Patient häufig ein pelziges Gefühl auf der Zunge. Versucht er anschließend zu rauchen, schmeckt ihm die Zigarette nicht mehr. Normalerweise wird die Behandlung mindestens 2-mal pro Woche durchgeführt. Erforderlich sind allgemein 6–15 Sitzungen.

Alkohol- und Rauschgiftentzug ✪

Ähnlich wie die Raucherentwöhnung verläuft auch die Behandlung der Alkoholsucht.

Im Allgemeinen ist die Entwöhnung vom Alkohol jedoch wesentlich schwieriger und erfordert vonseiten des Patienten ein höheres Maß an eigenem Willen. Unter Umständen sind hier die Akupunktursitzungen 2- bis 3-mal täglich durchzuführen. Zum Rauschgiftentzug mit unterstützender Akupunktur liegen in Deutschland und den USA gute wissenschaftlich protokollierte Erfahrungen vor.

Gewichtsreduktion bei Übergewicht und Fettsucht ✪✪

Auch zur Behandlung von Übergewicht und Fettsucht (Adipositas) lässt sich die Akupunktur mit Erfolg einsetzen. Ähnlich wie bei anderen Suchterkrankungen muss eine Änderung der Lebens- und Ernährungsgewohnheiten die Therapie begleiten.

Die wohl erprobteste Therapieform des Übergewichts mit Akupunktur besteht darin, dass der Patient 2–3 Wochen eine

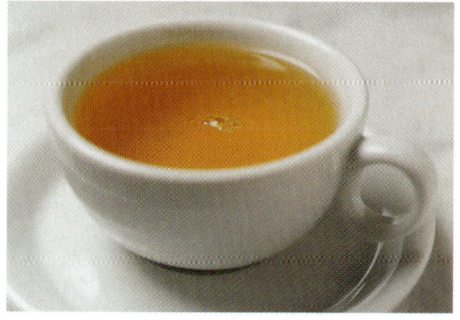

▲ Achten Sie darauf, ausreichend zu trinken.

Nulldiät einhält. Sie erfolgt unter strenger Kontrolle des Arztes. Unbedingt sind vor dieser Fastenkur Hormonstörungen wie eine latente Zuckerkrankheit auszuschließen. Zu Beginn wird der Darm durch bestimmte Abführmaßnahmen vollständig entleert.

▌ Während der Fastenkur sollte der Patient täglich mindestens 2–3 Liter Flüssigkeit, am besten als Tee, zu sich nehmen.

Die Akupunktur vermindert oder verhindert sogar die normalerweise während einer Fastenkur auftretenden körperlichen Begleitsymptome wie plötzliche Schweißausbrüche, Nervosität, Kraftlosigkeit und Kreislaufschwäche. Ebenso reduziert sie das in den ersten Tagen auftretende Hungergefühl. Ähnlich wie bei der Raucherentwöhnung setzt man auch bei der Gewichtsreduktion die Ohrakupunktur und begleitend die Körperakupunktur ein. Durchschnittlich reduziert man als Patient mit dieser Behandlungsform sein Gewicht täglich um etwa ½ Kilogramm.

▌ Für den dauerhaften Erfolg einer Gewichtsabnahme ist auch nach der Akupunkturtherapie eine Änderung der Ernährungsgewohnheiten entscheidend.

Mit der chinesischen Ernährungstherapie verliert man fast immer Pfunde. Das ist ein willkommener Nebeneffekt, den wir fast bei allen Patienten feststellen, die aus welchen Gründen auch immer eine Umstellung ihrer Ernährung nach Erkenntnissen der TCM durchführen. Dies beobachten wir regelmäßig auch dann, wenn die Ernährung bei Hauterkrankungen, Erkrankungen der Atemwege oder Infektanfälligkeit umgestellt wird.

Psychische Störungen

Letztlich gehen alle körperlichen Erkrankungen an die Niere und alle psychischen Störungen an das Herz – so die Chinesische Medizin. Das Herz mit seiner Emotion Freude steht also bei psychischen Störungen im Vordergrund, und die Kunst der Therapie besteht darin, die Herzenergien wieder auszubalancieren. Häufig fehlt genügend Yang, die Patienten können keine Freude mehr empfinden, sind antriebsarm und lustlos, oder das Yin ist geschwächt. Herzklopfen, Vergesslichkeit, quälende Zwangsideen, Schlafstörungen oder das Zappelphilippsyndrom können die Folge sein.

Leichte Depressionen und Angststörungen ✪✪✪

Viele Menschen leiden an psychischen Störungen, die ihr Leben beeinträchtigen. Hierzu gehören Symptome wie fehlende psychische und körperliche Belastbarkeit, Antriebsarmut, Motivationsschwäche, übertriebene Müdigkeit, Reizbarkeit, Kontaktscheu, unbegründete Angstzustände, unkontrollierbarer Jähzorn oder aufzehrende depressive Verstimmungen. Begleitet werden diese psychischen Störungen häufig von körperlichen Symptomen wie Verdauungsstörungen, Kopfschmerzen und funktionellen Herzstörungen (Herzneurosen).

In der westlichen Medizin bleibt neben verschiedenen Formen der Psychotherapie oft nur die Möglichkeit, über Jahre hin stimmungsaufhellende Medikamente wie trizyklische Antidepressiva oder allgemein beruhigende Medikamente, Sedativa, zu verordnen. Zwangsläufig gerät dabei mancher Patient in Medikamentenabhängigkeit und hat mit den Nebenwirkungen wie Gewichtszunahme zu kämpfen.

▌ Mehrere kleinere klinische Studien belegen die Wirksamkeit der Akupunktur bei leichten Depressionen und Angststörungen. Sie sollte zur Behandlung psychischer Erkrankungen daher viel öfter als bisher eingesetzt werden.

Wir wissen, dass die Chinesen aufgrund ihres energetisch ganzheitlich ausgerichteten Krankheitsverständnisses die Beschwerden eines Menschen nicht in körperliche und seelische Erkrankungen aufteilen. Sie verstehen diese jeweils als unterschiedlichen Ausdruck eines im Menschen verschobenen Energiegleichgewichts. Daher bietet sich die TCM gleichermaßen zur Therapie körperlicher wie auch seelischer Erkrankungen an. Chinesischen Ärzten ist die Auffassung fremd, dass körperliche Störungen ohne seelische und seelische Störungen ohne körperliche Erkrankungen einhergehen können. In Bezug auf psychische Störungen wird das chinesische Krankheitskonzept plastisch, wenn man die 5 Elemente hinsichtlich der ihnen zugeordneten Emotionen betrachtet und sich die Verbindung der einzelnen Organkreise mit den zugehörigen Empfindungen vor Augen führt. So werden zum Beispiel vermehrte Angstzustände über eine Stärkung der Nierenenergie behandelt. Leber und Gallenblase sind Organe mit besonderem Bezug zu verdeckten Depressionen.

▌ Die Verbindung zwischen den einzelnen Emotionen und den jeweili-

gen Organen ist in der Traditionellen Chinesischen Medizin das Fundament jedes Therapieansatzes.

Daneben setzt man zusätzlich Punkte mit allgemein psychischen Wirkungen ein. Einer der wichtigsten beruhigend wirkenden Punkte ist der Punkt Baihui. Er liegt auf der Mitte des Schädeldachs – auf dem Du-Meridian. Dieser höchste Punkt des Körpers ist der stärkste Yang-Pol des Körpers, und sticht man ihn sedierend, dämpft und beruhigt man das ganze Yang des Menschen. Vielfach gibt man 4 weitere Punkte, die quadratisch um den Punkt Baihui gelegen sind, um die beruhigende Wirkung zu verstärken. Diese Punktkombinationen nennt man »die vier Weisen«.

▌ Neben der Akupunktur eignen sich zur Behandlung psychischer Störungen auch chinesische Meditationsformen wie das Schattenboxen Tai-Chi und Qigong.

Chronisches Müdigkeitssyndrom, Burn-out ✪✪✪

Das chronische Müdigkeitssyndrom (CMS) betrifft vor allem erfolgreiche, selbstständige Frauen im Alter zwischen 45 und 55 Jahren, aber auch Männer können betroffen sein. Die Patienten leiden am meisten unter der quälenden Müdigkeit. Sie können kein Buch,

keine Zeitung mehr lesen, ohne dass ihnen die Augen zufallen. Ihnen fehlt es an Antrieb, Motivation, oft sind sie überdreht oder leiden an depressiven Verstimmungen. Sie können keine Prioritäten mehr setzen, alle Dinge erscheinen gleich wichtig. Statt anstehende

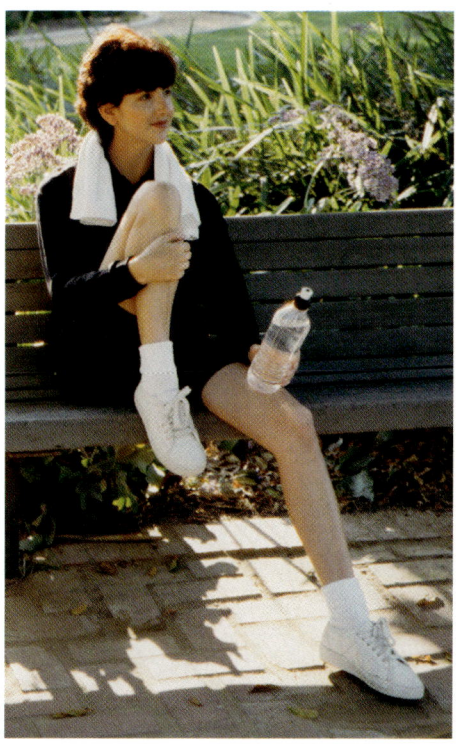

◀ Ausreichend Bewegung hilft dem Gehirnstoffwechsel.

Hierunter fallen die ständige Müdigkeit, Verdauungsstörungen und Entscheidungsschwäche mit der vorherrschenden Emotion der Sorge – eine sozusagen psychische Verdauungsstörung. Die Schwäche der Verdauungsorgane führt in der Folge zu einer Blutschwäche – das Blut bekommt eben nicht mehr genügend Nahrungsenergie. Herz und Gehirn leiden mit als erste Organe an einem Blutmangel – Herzklopfen, mangelnde Lebensfreude und Schlafstörungen sind die Symptome.

Die Behandlung mit Chinesischer Medizin kann beim chronischen Müdigkeitssyndrom sehr erfolgreich sein – im Allgemeinen sind mindestens 12–15 Sitzungen sowie chinesische Arzneikräuter und Ernährungstherapie erforderlich.

Entscheidungen zu treffen, versinken sie in Sorgen. Magen-Darm-Probleme, Blähungen, Kopfschmerzen, Schlafstörungen und Herzrasen können hinzukommen.

▌ »Die Bedürfnisse überstiegen ihre Fähigkeiten.« Dieser Satz aus dem alten *Huang Di Nei Jing* beschreibt, was die Menschen von jeher in die Erschöpfung und damit in die Krankheit treibt.

Die Chinesische Medizin erkennt darin eine Milz/Pankreas-Qi-Schwäche.

Gut zu wissen

Akupunktur beeinflusst die Botenstoffe

Übrigens wird in der westlichen Medizin beim chronischen Müdigkeitssyndrom eine Störung des Gehirnstoffwechsels mit seinen Botenstoffen Dopamin, Noradrenalin und Serotonin diskutiert – alles Neurotransmitter, auf die die Akupunktur wahrscheinlich einen stark regulierenden Einfluss hat.

Chronisches Müdigkeitssyndrom

Anamnese: Eine 49-jährige erfolgreiche Geschäftsfrau erlebt vor 5 Jahren einen sich schleichend bemerkbar machenden Leistungsknick mit zunehmender Müdigkeit. Vorher immer unterwegs, oft im Flugzeug, viele Konferenzen und Geschäftsessen, ein Projekt jagt das nächste, schafft sie dieses Pensum kaum noch. Ein stationärer Aufenthalt bringt vorübergehend Besserung, bis sich die alten Muster wieder durchsetzen – hektisches Leben, unregelmäßiges Essen, zu viel Alkohol und Kaffee. Sie ist nicht mehr in der Lage, ein Buch oder eine Zeitung zu lesen, nach wenigen Zeilen schläft sie ein. Nachts schläft sie hingegen kaum, an Projekten kann sie nur noch unter hohem äußerem Druck arbeiten. Hinzu kommen Kopfschmerzen und eine zunehmende Infektanfälligkeit.

Therapie: Akupunktur und Ernährungstherapie sind hier der Schlüssel zur Besserung. Wir setzen allgemein das Yin und das Yang stärkende Punkte des Magen- und Milz/Pankreas-Meridians ein, dazu die Organfunktion der Leber stärkende Punkte auf dem Rücken und besonders wichtig – die Lebensenergie Qi speichernde Punkte auf dem Bauch. Wir empfehlen, zuerst einmal Genussmittel wie Alkohol und Kaffee zu reduzieren, da sie den Körper austrocknen – sie »boostern« momentan das Yang auf Kosten der nährenden und stabilisierenden Yin-Energie. Zusätzlich raten wir ihr, vorerst »heiße Nahrungsmittel« zu meiden und stattdessen Qi aufbauende Nahrung wie Huhn, Fisch, Gemüse und Salate zu bevorzugen.

Verlauf: Insgesamt sind 12 Sitzungen erforderlich, danach ist der Schlaf wieder tief und erholsam, die Kopfschmerzen verschwinden, und die psychische Kraft und Motivation haben wieder annähernd das frühere Niveau. Mit dieser neuen Motivation überdenkt sie nun ihre Lebensweise und reduziert ihre beruflichen Aktivitäten auf die wesentlichen Kernpunkte. Sie sorgt für erholsame Pausen, entdeckt Lebensqualität und Lebenskultur auch außerhalb des beruflichen Erfolgs und beginnt ein Leben zu führen, das ihre Kräfte, ihre »Fähigkeiten«, auf Dauer nicht mehr übersteigt.

Aufmerksamkeitsdefizitsyndrom, Zappelphilippsyndrom, Hyperaktivität ✪✪

»Er gaukelt und schaukelt, er trappelt und zappelt auf dem Stuhle hin und her«, so der Frankfurter Nervenarzt Heinrich Hoffmann 1845, als er den Zappelphilipp erfand. Schon immer gab es Kinder mit dem Zappelphilipp-

Gut zu wissen

Besser keine Weckamine

Das am häufigsten verordnete Weckamin ist Ritalin. Es hilft sicher kurzfristig, unklar sind aber die Langzeitwirkungen auf das Gehirn – wie Abnahme des Appetits und mögliche Wachstumsstörungen. Deshalb schrecken viele Eltern und auch Kinderärzte davor zurück, ihre Kinder über mehrere Jahre den Risiken einer Pharmakatherapie auszusetzen.

phänomen, gut 4-mal mehr Jungen als Mädchen, mit einem hohen Bewegungsdrang und Koordinationsstörungen, gepaart mit Konzentrations- und Motivationsstörungen. Sie lassen sich leicht ablenken, stören den Unterricht, treten forsch auf, können aber schlecht Anweisungen befolgen und haben in der Schule trotz häufig überdurchschnittlicher Intelligenz Schwierigkeiten.

In Deutschland sollen gut 50 000 Kinder – in den USA gar 5 Millionen Kinder – am Aufmerksamkeitsdefizitsyndrom (ADS) oder einer Aufmerksamkeitsdefizit-/Hyperaktivitätsstörung (ADHS) leiden. Hinzu kommen sollen 800 000 (deutsche) Erwachsene. Die schulmedizinische Therapie setzt neben der Verhaltenstherapie vor allem auf wachmachende Pharmaka, so genannte Weckamine, die die Konzentration von Dopamin im Gehirn erhöhen.

Wenn Ihr Kind an einem chronischen Aufmerksamkeitsdefizitsyndrom leidet, dann lassen Sie die Diagnose durch unabhängige Experten überprüfen. Sie wird nämlich aufgrund rein subjektiver Kriterien gestellt. So schätzt man, dass allein in den USA, der Führungsnation bei ADS und ADHS, jede zweite Diagnose falsch ist.

Wie wissenschaftliche Arbeiten belegen, wirkt die Akupunktur ausgleichend und harmonisierend auf das Dopamin- und Serotoninsystem – genau die Stoffe, die man für ADS und ADHS verantwortlich macht. Meist erkennt man schon nach wenigen Sitzungen, ob und wie gut das Kind auf Akupunktur anspricht.

Akupunkturpunkte, die das Yang-dominante energetische Ungleichgewicht im

Wichtig

Ursachen für ADS

Nach der TCM handelt es sich bei ADS um einen Yin-Mangel mit Yang-Überschuss vor allem im Feuer- und Erdelement. Reizüberflutung, Bewegungsmangel und häufig auch schlechte Ernährungsgewohnheiten mit einem Übermaß an zuckerhaltigen Nahrungsmitteln, wie sie oft bei »ADS-Kindern« zu beobachten sind, blähen das Yang auf und schwächen gleichzeitig das Yin, die struktur- und konzentrationsgebenden Energien.

Herzorgan und damit auch im Gehirn sowie im Milz/Pankreas-Organ harmonisieren, werden zusammen mit allgemein beruhigenden und konzentrationsfördernden Punkten eingesetzt. Begleitet wird die Akupunktur von einer chinesischen Ernährungstherapie. Schon nach 6–10 Sitzungen kann man meist eine er-

hebliche Besserung der Konzentrations- und Koordinationsstörungen des Kindes beobachten. Die unseres Erachtens problematische »Weckamintherapie« lässt sich dann reduzieren oder ganz beenden. In der Regel sind 10–15 Sitzungen erforderlich, bedarfsweise müssen mehrere Therapieserien erfolgen.

Schlafstörungen ✪✪

Schlafstörungen zählen in der Allgemeinpraxis zu den von Patienten am häufigsten geäußerten Beschwerden. Meist bleibt keine andere Wahl, als beruhigende Medikamente und Schlafmittel zu verschreiben, bei denen die Gefahr einer Abhängigkeit besteht: Der Patient benötigt im Laufe der Jahre immer stärkere Schlafmittel. Obwohl man vielleicht nachts durchschläft, wacht man in der Früh nicht ausgeschlafen und erfrischt auf. Bei älteren Menschen ist der Einsatz von Schlafmitteln problematisch, da in der Nacht unkontrollierbare Verwirrtheitszustände auftreten können.

▌ Nach traditionellen chinesischen Vorstellungen sind Schlafstörungen meist verursacht durch eine energetische Störung im Feuerelement, speziell durch einen Yin-Mangel im Herzorgan.

Um die energetische Störung exakt zu diagnostizieren, braucht der chinesisch

therapierende Arzt nähere Angaben darüber, ob es sich um Einschlaf- oder Durchschlafstörungen handelt und ob der Patient zu bestimmten Nachtzeiten aufwacht. Dies könnte, berücksichtigt man die chinesischen Organzeiten, einen Hinweis auf Störungen weiterer Organe geben. Auch sind die Traumhäufigkeit und die Art der Träume bedeutsam für die Diagnose.

Neben allgemein ausgleichenden und beruhigenden Akupunkturstellen werden vor allem Punkte gestochen, die den Yin-Anteil der Herzenergie stärken. Zusätzlich gibt es noch Punkte – Amnien 1 und 2 –, die hinter den Ohren liegen und ganz speziell auf das Schlafverhalten Einfluss nehmen.

▌ Bei Akupunktur kann man die Schlaftabletteneinnahme allmählich reduzieren. Sehr häufig wird eine Normalisierung des Schlafverhaltens ganz ohne Medikamente erreicht.

Schlafstörung

Anamnese: Frau S., 58 Jahre alt, leidet seit vielen Jahren an Einschlaf- und Durchschlafstörungen, die bisher mit Schlaftabletten behandelt werden. Vor dem Zubettgehen nimmt Frau S. täglich 1–3 Tabletten. Trotzdem hat sich ihr Schlafverhalten weiter verschlechtert, sie will daher eine Akupunkturbehandlung versuchen.

Therapie: In der 1. Sitzung erhält Frau S. allgemein beruhigende Akupunkturpunkte, wie den Punkt Baihui, speziell auf das Schlafverhalten einwirkende Punkte und einen Punkt des Herzmeridians, der selektiv das Yin des Herzens aufbaut. Zusätzlich werden allgemein beruhigende Ohrpunkte gegeben. Nach 9 Behandlungen schläft sie wesentlich besser, sie wacht jedoch zwischen 2 und 3 Uhr morgens immer noch auf. Dies deutet auf eine Störung im Organ Leber, sodass wir in den nächsten 11 Sitzungen zusätzlich Punkte des Lebermeridians geben.

Verlauf: Nach 14 Behandlungen braucht Frau S. keine Schlaftabletten mehr, und nach 20 Sitzungen hat sich das Schlafverhalten völlig normalisiert. Und auch 2 Jahre danach ist das gute Therapieergebnis konstant.

Die Länge der Behandlung richtet sich nach Dauer und Schwere der Schlafstörungen und beträgt im Allgemeinen zwischen 5 und 20 Akupunktursitzungen.

Lampenfieber und Prüfungsangst ✪

Auch diese Beschwerden versteht man in der TCM als Symptome einer Energieschwäche im Herzorgan. Meist handelt es sich um eine Schwächung der Yin-Energie, sodass die Yang-Energie bei psychischer Belastung unkontrolliert emporflackern kann. Dies drückt sich durch allgemeine Nervosität mit Zittern von Körper und Stimme sowie begleitenden Schweißausbrüchen aus. Psychische Symptome sind ferner die Blockierung des Gedankenflusses, unzuverlässiges Erinnerungsvermögen und Schlafstörungen.

❚ Mit der traditionellen Akupunktur stärkt man bei Lampenfieber und Prüfungsangst das Qi im Herzorgan und eventuell der Niere und »beruhigt« auf diese Weise so das überschäumende Yang des Herzens.

Bei der Behandlung unterscheidet man zwischen der Therapie unmittelbar vor akuter Stresssituation und der Therapie der Gesamtkonstitution des Menschen, der immer wieder zu solchen Prüfungsängsten und Lampenfieber neigt. Viele Schauspieler, Musiker und Sänger wenden Akupunktur kurz vor den jeweiligen Aufführungen an, um so ihr Lampenfieber in den Griff zu bekommen. Auch Kinder, die in der Schule unter Belastung deutliche Leistungsschwächen zeigen, sollte man in mehreren Sitzungen mit Akupunktur behandeln.

Sexuelle Störungen ✪ ✪

In der Chinesischen Medizin wird die Niere nicht nur als Ausscheidungsorgan betrachtet, sondern gilt zusätzlich als Sitz der gesamten vererbten Konstitutionsenergie des Menschen und als Zentrum der Fortpflanzungsfunktionen.

▌ Sexuelle Störungen sind nach chinesischer Auffassung durch eine Fehlfunktion der Nieren bedingt.

Vor Akupunktur müssen rein organische Ursachen der sexuellen Störungen wie Zuckerkrankheit bei Impotenz ausgeschlossen werden. Meist sind aber sexuelle Störungen rein funktionell bedingt, und Ursachen lassen sich somit im Rahmen der westlichen Medizin nicht finden. Dann kann man die Akupunktur mit gutem Erfolg anwenden. Fehlende sexuelle Lust (Frigidität) behandelt man über eine Stärkung des Nieren-Yangs.

Bei Erektionsschwäche hingegen muss das Yin der Niere aufgebaut werden. Auf jeden Fall werden immer Lokalpunkte im Bereich des Unterbauchs in Kombination mit Fernpunkten, die regionale Wirkung auf die Geschlechtsorgane haben, gegeben.

▌ Wissenschaftliche Untersuchungen konnten eine Stimulation des Östrogens und auch des Testosterons durch Akupunktur nachweisen.

Eine chinesische Arzneikräutertherapie empfiehlt sich zusätzlich. Bekannt ist, dass hier das Ginseng eine prinzipiell ähnliche Wirkung auf die Erektionsfähigkeit hat wie Viagra. Häufig wird auch noch Moxibustion, vor allem zur Stärkung des Nieren-Yangs, eingesetzt. Zwischen 4 und 15 Sitzungen sind normalerweise erforderlich.

Erkrankungen im Kindesalter ✪✪✪

Bisher liegen im Westen zur Wirksamkeit der Akupunktur im Kindesalter nur wenige Untersuchungen vor. Für die Akupunktur gibt es jedoch keine Altersgrenze.

▮ Bekannt ist, dass Kinder auf eine Akupunkturtherapie sehr viel schneller ansprechen als Erwachsene.

Man behandelt Kinder mit sehr dünnen Nadeln, speziellen Akupunktmassagetechniken und vor allem der völlig schmerzlosen Laserakupunktur. Auch setzt man spezielle Massagetechniken wie die Tuinamassage ein.

So helfen Sie bei Blähungen im Säuglingsalter

Suchen Sie den Punkt Milz/Pankreas 6 auf. Er befindet sich an der Innenseite des Unterschenkels eine Handbreit (Maßstab ist die Handbreite Ihres Kindes!) über der Spitze des Innenknöchels. Hier treffen die 3 Yin-Fußmeri-

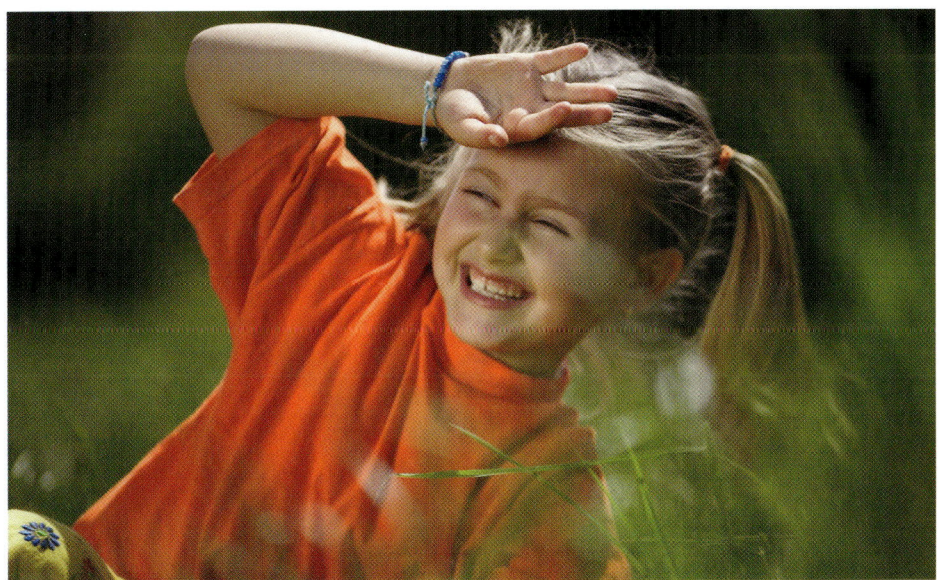

▲ Bei Kindern setzt man neben der Akupunktur auch die Tuinamassage erfolgreich ein.

diane zusammen. Massieren Sie diesen Punkt mit leichtem Druck 10–20 Sekunden lang. Zuerst am linken Bein, dann am rechten. Meist reicht eine einmalige Behandlung, eventuell am übernächsten Tag wiederholen, danach normalisiert sich die Verdauungsfunktion.

In China sollen mit Akupunkturbehandlung von Taubheit und Kurzsichtigkeit gerade im frühen Kindesalter gute Erfolge erzielt werden. Die wichtigsten Erkrankungen im Kindesalter, bei denen Akupunktur hervorragend und oft viel schneller und anhaltender als die konventionelle Medizin hilft, sind:

- Infektanfälligkeit, Polypen, Mittelohrentzündung, Allergie, Kopfschmerzen und Migräne, Störungen der Verdauungsfunktion wie Blähungen, Durchfall, Verstopfung, Appetitstörungen, Fieber, akuter Schiefhals, Konzentrationsschwäche (ADS, ADHS) und Bettnässen.

Krebserkrankungen ✪✪

Hier gewinnt nach anfänglicher Zurückhaltung die Akupunktur an Bedeutung – zwar nicht als ursächliche, aber als eine die konventionelle Therapiemaßnahmen unterstützende Therapie. Dies gilt zum einen für die Schmerztherapie insbesondere bei Knochenschmerzen, zum Beispiel durch Metastasen, wie sie häufig bei Brust-, Prostata- und Bronchialkarzinom vorkommen. Hier lassen sich eventuell Schmerzmittel bis hin zu Opiaten einsparen. Zum anderen kann man mit der Akupunktur die Nebenwirkungen einer Strahlen- oder Chemotherapie dämpfen. Insbesondere die Übelkeit lässt sich hervorragend mit Akupunktur behandeln. Zusätzlich sollte man auch den immunstimulierenden Effekt der Akupunktur nutzen. Hierfür werden allgemein stärkende Punkte gegeben, die das allgemeine Lebensgefühl des Patienten erheblich bessern können. Viele Patienten mit einer Chemotherapie lassen sich deshalb begleitend mit einer Akupunktur und auch chinesischen Arzneikräutern behandeln.

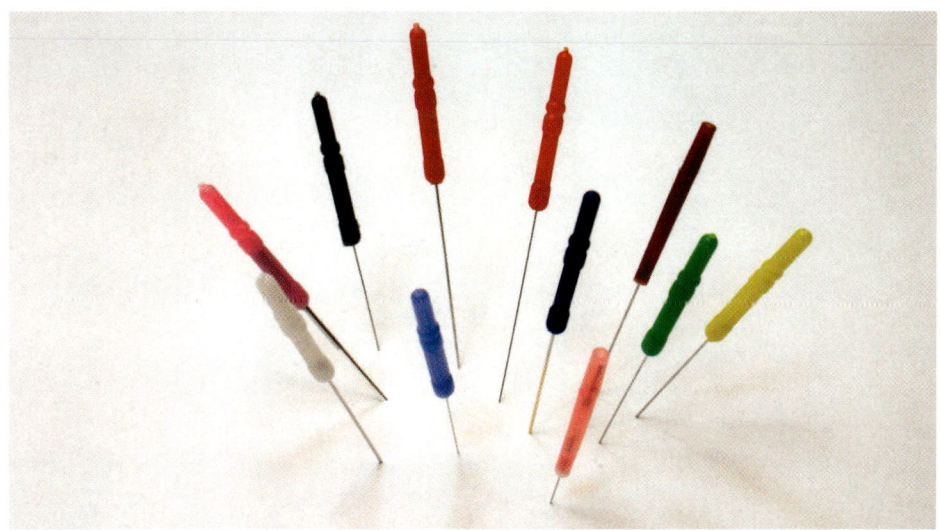

▲ Akupunktur unterstützt Ihre Therapie und beeinflusst positiv Ihr Lebensgefühl.

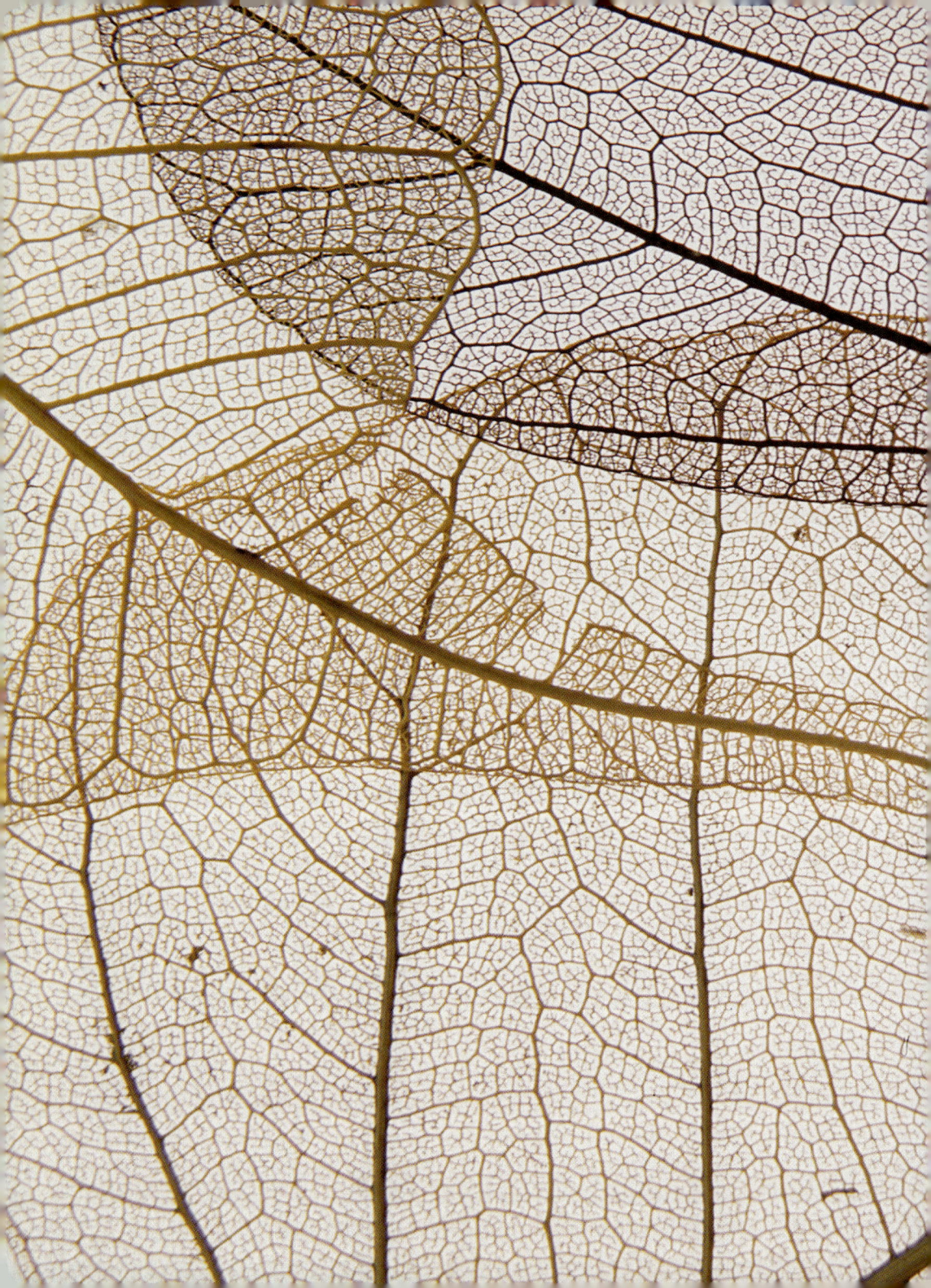

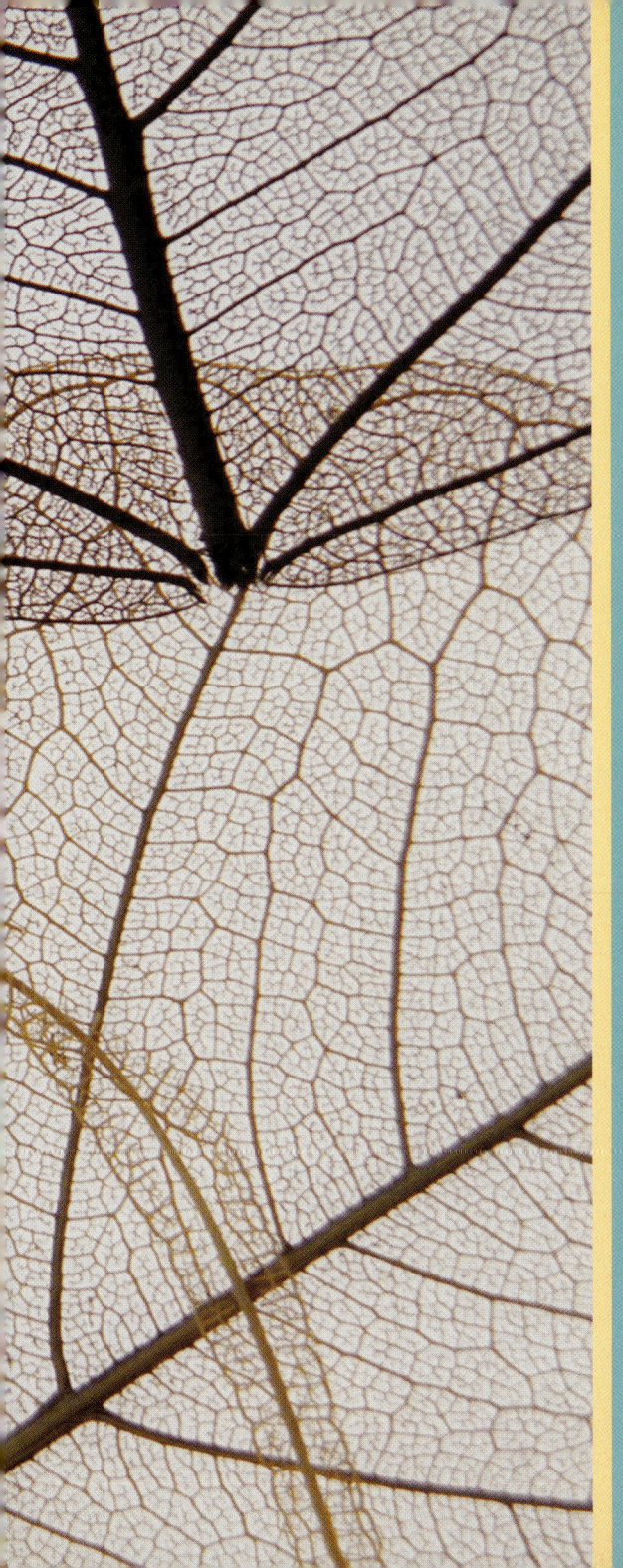

Was Sie sonst noch wissen müssen

Akupunktur ist – genau wie Chirurgie – eine handwerkliche Kunst. Entscheidend ist die gute fachmännische Qualität. Woran man die Qualität erkennt, wie man gute Ärzte findet, wo sich Akupunktur lohnt und wo eher nicht, wie Sie selbst zum Therapieerfolg beitragen können und einiges mehr, erfahren Sie hier.

Woran erkennt man eine fachgerechte Akupunktur?

Achten Sie auf die Ausbildung des Arztes. Die meisten Ärzte dokumentieren ihre mit einer Prüfung abgeschlossene Ausbildung durch ein Zertifikat, das sie in der Praxis aushängen. Der Arzt sollte mindestens über eine Grundausbildung bei einer der anerkannten Fachgesellschaften wie der Forschungsgruppe Akupunktur verfügen. Eine von einer Ärztekammer verliehene »Zusatzbezeichnung Akupunktur« entspricht in etwa einer Grundausbildung. Ärzte mit einer Grundausbildung oder einer Zusatzbezeichnung können einige Schmerzerkrankungen mit Akupunktur behandeln.

Viel länger und intensiver haben sich Ärzte mit einer »Vollausbildung« (350 Fortbildungsstunden) mit der Akupunktur beschäftigt. Sie kennen sich aus in der chinesischen Diagnostik – mit Puls- und Zungendiagnose –, in der Syndromtherapie, der energetischen Akupunktur, und einige haben auch Kenntnisse der chinesischen Ernährungslehre, der Phytotherapie oder spezieller Techniken wie der Akupunktur nach Yamamoto. Diese Ärzte verfügen über ein breites Behandlungsspektrum, das neben den Schmerzerkrankungen auch viele internistische, gynäkologische und neurologische Erkrankungen abdeckt. Eine Liste anerkannter Akupunkturgesellschaften finden Sie hinten im Buch.

Die Behandlung findet vorzugsweise in geschlossenen Räumen, normalerweise im Liegen, seltener im Sitzen, statt. Sie dauert zwischen 20 und 60 Minuten pro Sitzung. Nur bei ganz akuten Erkrankungen sind Kurzbehandlungen bis zu 5 Minuten möglich. Achten Sie auf eine ruhige Atmosphäre. Die Räume müssen gut

Info

Qualitätssiegel der Forschungsgruppe Akupunktur

Ärzte mit einer Vollausbildung, die sich zusätzlich noch jedes Jahr im Bereich der Akupunktur und der TCM weiterbilden, erhalten von der Forschungsgruppe Akupunktur ein Qualitätssiegel. Das Qualitätssiegel finden Sie auf dem Arztschild, im Briefkopf oder auf der Internetseite des Arztes. Achten Sie darauf, wenn Sie einen Arzt suchen. Unter www.akupunktur.info finden Sie eine Übersicht der 1500 Ärzte deutschlandweit, die in ihrer Praxis Akupunktur anbieten.

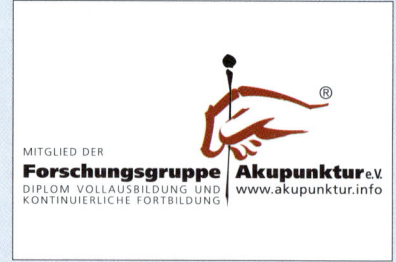

MITGLIED DER
Forschungsgruppe | Akupunktur e.V.
DIPLOM VOLLAUSBILDUNG UND   www.akupunktur.info
KONTINUIERLICHE FORTBILDUNG

temperiert sein. Sie sollten entspannt und schmerzfrei liegen können.

Ihr Arzt sollte auf jeden Fall Einmalnadeln verwenden, die nach der Behandlung entsorgt werden. Dies schließt jegliches Risiko aus, Infektionskrankheiten zu übertragen. Unbedeutend ist das vorherige Abtupfen der Akupunkturpunkte mit einem Alkoholtupfer, deshalb verzichten die meisten Akupunkturärzte darauf. Die Nadeln werden je nach Akupunkturpunkt oberflächlich oder auch tief gesetzt und mit der Hand stimuliert – drehen und vibrieren der Nadel.

▮ Sie spüren während der Behandlung ein dumpfes Druck- oder Schweregefühl oder auch eine Wärmeausstrahlung (De-Qi-Gefühl). Die Nadeln dürfen aber nicht schmerzen.

Wenn die Nadeln von der Arzthelferin gezogen werden, prüfen Sie, ob auch wirklich alle entfernt wurden. Übrigens: Gold- und Silbernadeln setzt man heute nur noch in der Ohrakupunktur ein. Ebenso das elektrische Punktsuchgerät. Man sticht nicht immer die gleichen Punkte, von Sitzung zu Sitzung können andere Punkte ausgewählt werden.

Bei guten Akupunkturärzten kommen Röntgen, Ultraschall, Kernspin genauso zum Einsatz wie die Zungen- und Pulsdiagnose. Wichtig ist vor allem die ausführliche chinesische Syndromdiag-

Qualität der Akupunktur

Gute Akupunkturärzte setzen nicht nur Nadeln. Sie setzen Schröpfköpfe, wenden die Moxibustion und die Elektrostimulation an. Sie kennen sich im gesamten Bereich der Chinesischen Medizin aus, sie setzen gegebenenfalls auch die chinesische Ernährungstherapie und die chinesische Arzneikräutertherapie ein. Und sie legen sowohl Wert auf eine fundierte westliche wie auch chinesische Diagnostik.

nostik. Sie besprechen den Behandlungsplan, sagen Ihnen, welche chinesischen Techniken allein oder kombiniert mit westlichen Therapiemaßnahmen zur Anwendung kommen.

▮ Der erfahrene Akupunkturarzt ist realistisch in seinen Prognosen und weckt im Patienten keine falschen Hoffnungen.

Stattdessen erfahren Sie von ihm, nach wie vielen Behandlungen frühestens eine Änderung des Krankheitsbildes zu erwarten ist und wie viele Sitzungen mindestens durchzuführen sind, bevor man über einen möglichen Erfolg oder Misserfolg urteilen kann. Auch die Kosten sollten transparent sein, gerade weil die gesetzlichen Kassen meist nur einen Teil erstatten.

Akupunktur statt Operation?

Bei den folgenden Erkrankungen sollte man vor einer operativen Maßnahme unbedingt eine Akupunkturtherapie erwägen:

- Schmerzen im Arm und in der Hand bei Nervenwurzelreizung an der Halswirbelsäule mit oder ohne Bandscheibenvorfall, auch bei Karpaltunnelsyndrom
- Rücken-Bein-Schmerz bei Nervenwurzelreizung an der Lendenwirbelsäule mit oder ohne Bandscheibenvorfall (Ischialgie)
- chronischen Schmerzerkrankungen mit Einsteifung der Schulter

- Trigeminusneuralgie
- Tennisarm

- Auch nach erfolglosen konventionellen konservativen Therapieverfahren ist oft eine Ausheilung der Erkrankung durch Akupunktur möglich – sodass eine Operation überflüssig wird.

Eine Schmerzlinderung, jedoch keine dauerhafte Heilung lässt sich bei arthrosebedingtem Hüft- oder Knieschmerz erreichen. So kann man den Zeitpunkt des Einbaus eines künstlichen Gelenkersatzes häufig hinauszögern.

Eventuelle Nebenwirkungen

Aufgrund der GERAC-Studien wissen wir: Die Akupunktur gehört zu den sichersten Behandlungsmethoden überhaupt. Anders als bei westlichen medikamentösen oder operativen Therapien konnten wir keine schweren Nebenwirkungen feststellen. Das gilt natürlich nur für die fachgerechte Akupunktur eines anatomisch geschulten Arztes. Ansonsten können Behandlungsfehler wie ein Einstich in die Lunge (Pneumothorax) oder in andere Organe mit ernsthaften Folgen auftreten.

Beim Auftreten einer Kreislaufstörung, die die Chinesen als zu schnelle und massive Energieverschiebung im Körper interpretieren, müssen die Nadeln eventuell entfernt werden. Besonders häufig tritt diese Störung bei schnellem Blutdruckabfall ein, wenn Akupunkturpunkte des Lebermeridians am Fuß gestochen werden, da diese eine blutdrucksenkende Wirkung haben. An sich aber ist die Kreislaufstörung ungefährlich und dauert meist nicht länger als einige Minuten.

Zu den harmlosen, unbedeutenden Nebenwirkungen gehören auch kleine Blutergüsse, blaue Flecken, am häufigsten an dem Punkt Dickdarm 4 an der

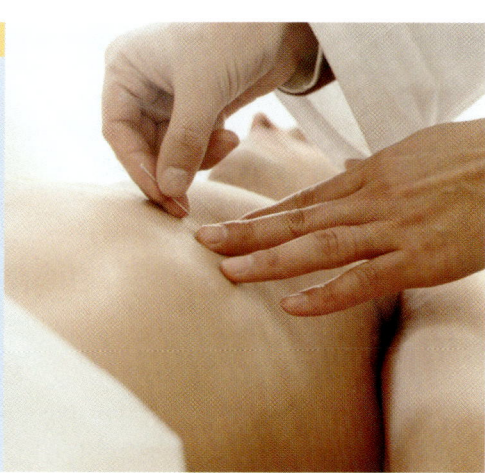

Wichtig

Am besten im Liegen

Eine der möglichen leichten Nebenwirkungen, die vor allem während
der ersten Behandlung auftreten
können, ist die Kreislaufschwäche.
Deswegen sollten Sie als Patient
darauf achten, dass die erste Akupunktursitzung im Liegen durchgeführt wird oder Sie jedenfalls die
Möglichkeit haben, sich im Notfall
hinzulegen.

Hand. Sie entstehen, wenn durch die
Akupunkturnadel eine tiefer liegende
Vene verletzt wird. Die Blutergüsse bilden sich innerhalb weniger Tage vollständig zurück.

In seltenen Fällen kann es auch durch
eine fachgerechte Akupunktur zu einer
vorübergehenden Reizung eines Nervs,
meist an der Hand oder am Fuß, kommen. Ein leichtes, manchmal störendes
Kribbeln ist die Folge, was sich aber in
der Regel innerhalb von 2–6 Wochen
vollständig zurückbildet.

▌ Kleine Hautrötungen im Bereich der
gesetzten Nadeln gehören zu den er-
wünschten durchblutungsfördernden
Wirkungen der Akupunktur. Hierüber
sollten Sie sich nicht beunruhigen.

Völlig normal ist auch, wenn Sie am
nächsten oder übernächsten Tag noch

eine Druckempfindlichkeit oder das
typische dumpfe Druckgefühl an den
mit den Nadeln gereizten Körperstellen
spüren. Bedenken Sie, dass durch die
Akupunkturnadel eine winzige Wunde
gesetzt wird, die erst innerhalb einiger
Tage abheilt. Dieses über die eigentliche
Sitzung hinaus andauernde Druckgefühl
in den akupunktierten Körperregionen
ist häufig sogar erwünscht, besonders
wenn Muskelverspannungen behandelt
werden.

Zwar können Krankheitssymptome
während einer Akupunkturtherapie vorübergehend verstärkt auftreten, meist
während der ersten 3–5 Sitzungen; auf
keinen Fall jedoch kann sich durch eine
falsche Punktauswahl auf Dauer das
Krankheitsbild verschlechtern.

So tragen Sie zum Erfolg der Akupunktur bei

Mit dem Einstich der Nadel in einen Akupunkturpunkt wird der Körper auf eine bestimmte Weise gereizt. Er erhält eine Information. Damit der Körper diese aufnehmen kann, sind Ruhe und Entspannung bei der Behandlung äußerst wichtig; meist liegt der Patient. Er sollte in entspannter Konzentration versuchen, die durch die Nadeln ausgelösten Körperempfindungen wahrzunehmen. Falsch ist es zu glauben, man könne sich eine Akupunkturwirkung einreden. Tierversuche und klinische Studien belegen eindeutig, dass die Akupunktur unabhängig von einer etwaigen Suggestion Wirkung zeigt.

Haben Sie Geduld! Durch die Akupunktur werden bestimmte Zellen zur Regeneration angeregt. Regeneration und Wachstum brauchen Zeit, und biologisches Wachstum verläuft niemals linear. So ist zu erklären, dass Sie während der Therapie immer mal Tage haben, wo Sie

Gut zu wissen

Aufmerksames Beobachten hilft

Vor allem bei Erkrankungen des Bewegungsapparats können Sie Ihrem Arzt sehr helfen, wenn Sie genau beobachten, bei welchen Bewegungen Ihre Schmerzen auftreten und wo genau der schmerzhafte Bereich liegt. Provozieren Sie den Schmerz ruhig durch sportliche oder beruflich typische Belastungen, und markieren Sie den Schmerzpunkt dann mit einem wasserlöslichen Stift.

sich fast geheilt fühlen, oder Tage, an denen es Ihnen wieder schlechter geht. Warten Sie aus dem gleichen Grund auch die Nachheilungszeit von etwa 3 Monaten ab. Zu frühe, zu intensive Belastungen – hierzu gehört auch eine zu engagierte Krankengymnastik – können eher schaden als helfen.

Wo ist die Akupunktur überfordert?

Krebserkrankungen lassen sich durch Akupunktur nicht heilen, wohl aber kann sie häufig die Schmerzen bessern und die Nebenwirkungen einer Chemo- oder Strahlentherapie etwas abmildern. Psychotische Erkrankungen werden nur in China in besonderen Krankenhäusern

unterstützend mit Akupunktur behandelt.

▌ Grundsätzlich gilt: Verzögern Sie nicht durch eine zu lange Akupunkturtherapie den eventuell notwendigen frühen Antibiotikaeinsatz.

Symptomatische Therapieerfolge bei der multiplen Sklerose sind möglich und betreffen vor allem die schnelle Ausheilung der immer wieder aufflackernden Nervenentzündung, zum Beispiel an Auge, Ohr oder Hand. Die Erkrankung an sich lässt sich aber mit Akupunktur nicht heilen. Gleiches gilt für Autoimmunerkrankungen. Auch starker Knochenverschleiß lässt sich durch eine Therapie mit Akupunktur nicht rückgängig machen.

Kosten der Akupunkturbehandlung

Eine Akupunktursitzung kostet in Deutschland durchschnittlich zwischen 30 und 120 Euro, abhängig vom erforderlichen Aufwand und etwaiger Zusatzanwendungen wie Moxibustion.

Private Versicherer übernehmen die Kosten im Rahmen der Gebührenordnung für Ärzte – GOÄ –, sofern eine Schmerzerkrankung vorliegt. Die gesetzlichen Kassen zahlen oder bezuschussen die Akupunktur für bestimmte Erkrankungen. Wie viel sie bei welchen Erkrankungen genau bezahlen, ändert sich von Jahr zu Jahr. Im Internet finden Sie die aktuellen Informationen.

■ Falls Ihr Arzt Ihnen zusätzlich zur Akupunktur andere notwendige Therapien oder diagnostische Maßnahmen vorschlägt, sollte er Ihnen vor Behandlungsbeginn die Kosten nennen.

Lassen Sie sich auch informieren, ob die Kasse diese Kosten erstattet oder ob diese privat von Ihnen zu bezahlen sind. Am besten, Sie fixieren die Vereinbarungen mit dem Arzt schriftlich.

Indikationsliste für Akupunktur

Nachfolgend finden Sie eine Übersicht über die Krankheiten, die sich für eine Akupunkturbehandlung besonders eignen. Die Liste wird von der Forschungsgruppe Akupunktur herausgegeben. Sie basiert auf den Erfahrungen chinesischer Ärzte, westlicher Fachärzte sowie auf den aktuellen wissenschaftlichen Erkenntnissen.

Innere Erkrankungen

Asthma und Bronchitis, Infektanfälligkeit, Erkältungskrankheiten, Durchblutungsstörungen, Entzündungen der Blase, funktionelle Herzkranzerkrankung, funktionelle Magen- und Darmerkrankungen, Magenschleimhautentzündung, Morbus Crohn, Colitis ulcerosa, Zahnfleischentzündung.

Orthopädische Erkrankungen

Arthroseschmerz, chronischer Kreuzschmerz, Erkrankungen der Sehnen,
Hexenschuss, Ischialgie (auch bei Band-
scheibenschaden), Nackenschmerzen
und Nackensteife (nach Schleudertrauma), Rheuma, Schulterschmerz und
Schultersteife, Schulter-Arm-Schmerz,
Sportlererkrankungen, Sprunggelenk-
und Fersenschmerz, Tennisarm und
Golferarm, Überbein (an der Hand).

Neurologische Erkrankungen

Gesichtsnervenlähmung, Kopfschmerz
und Migräne, Lähmung nach Schlaganfall, Trigeminusneuralgie, Karpaltunnelsyndrom.

Hauterkrankungen

Schlecht heilende Wunden, Herpes,
Zoster-Neuralgie, Schuppenflechte,
Neurodermitis.

HNO- und Augenerkrankungen

Allergie (Heuschnupfen), Bindehautentzündungen, Entzündungen der
Nasennebenhöhlen, Erkrankungen
der Sehnerven, der Netzhaut (Makuladegeneration), Glaskörpertrübung,
Hörsturz, Gleichgewichtsstörungen,
Tinnitus (bei Morbus Menière), Mittelohrentzündungen bei Kindern, Heiser-
keit, Fremdkörpergefühl im Hals, Verlust
des Geruchssinns.

Gynäkologische Erkrankungen

Beschwerden in den Wechseljahren,
Geburtserleichterung, Menstruations-
störungen, Kinderwunsch, Schwanger-
schaftserbrechen, hormonelle Umstellung der Frau.

Weiterhin

Chronisches Müdigkeitssyndrom,
Aufmerksamkeitsdefizitsyndrom,
Hyperkinetisches Syndrom, Depressi-
on, Angststörungen, sexuelle Störungen,
Schlafstörung, Übererregbarkeit, Über-
gewicht, Nikotinsucht, Drogenentzug.

Akupunktur bei Kindern

Allergie, Mittelohrentzündungen,
Infektanfälligkeit, Konzentrationsstö-
rungen und andere (Laserakupunktur).

Patienteninformationen zu Akupunktur und Chinesischer Medizin – Adressen

Wie bereits erwähnt, finden Sie im Internet unter www.akupunktur.info neben einer Auflistung erfahrener Akupunkturärzte ebenfalls einen ausführlichen Fragebogen zur chinesischen Diagnostik, des Weiteren viele Informationen zu aktuellen wissenschaftlichen Erkenntnissen und gesundheitspolitischen Entwicklungen. Schauen Sie einfach mal rein! Nachfolgend geben wir Ihnen eine Auswahl von Adressen anerkannter Experten und Fachgesellschaften, an die Sie sich im Bedarfsfall und bei Fragen jederzeit wenden können:

Ärztegemeinschaft für Akupunktur und Chinesische Medizin
Dr. med. Gabriele Böwing – Innere Medizin
Priv.-Doz. Dr. med. Albrecht Molsberger – Orthopädie
Dr. med. Elisabeth Borowski – Allgemeinmedizin
Kasernenstraße 1b · 40213 Düsseldorf
Tel.: 0211 866880
www.praxis-duesseldorf.de

Forschungsgruppe Akupunktur und Chinesische Medizin e. V.
Wissenschaftliche Fachgesellschaft
Postfach 13 32 · 85562 Grafing
Tel.: 08092 84734
www.forschungsgruppe-akupunktur.de

Dozenten der Forschungsgruppe – weitere Informationen zu Spezialgebieten der Akupunktur
Ohrakupunktur, Akupunktur und Neuraltherapie, Akupunktur und Kinesiologie, Akupunktur nach Yamamoto:

Dr. med. Uwe Meier – Neurologie
Röntgenstraße 9–15 · 41515 Grevenbroich
Tel.: 02181 2339933
www.nervenpraxis.de

Akupunktur nach Yamamoto, Akupunktur und Kinesiologie:
Dr. med. Friedrich Molsberger – Allgemeinmedizin
Tristanstraße 42 · 14476 Groß Glienicke
Tel.: 033201 430368
www.dr-molsberger.de

Akupunktur und Neuraltherapie:
Dr. med. János Winkler – Physikalische und Rehabilitative Medizin
fundamed – Arztpraxis Lüneburg
Bei der Ratsmühle 13 · 21335 Lüneburg
Tel.: 04131 265300
www.schmerz.as

Weitere ärztliche Fachgesellschaften
Deutsche Akupunktur Gesellschaft Düsseldorf
Goltsteinstraße 26 · 40211 Düsseldorf
Tel.: 0211 369099
www.akupunktur-aktuell.de

Deutsche Ärztegesellschaft für Akupunktur
Würmtalstraße 54 · 81375 München
Tel.: 089 71005-11
www.daegfa.de

Societas medicinae sinensis
Internationale Gesellschaft für Chinesische Medizin
Franz-Joseph-Straße 38 · 80801 München
Tel.: 089 388880-31 · www.tcm.edu

Deutsche Ärztegesellschaft für Akupunktur
und Neuraltherapie
Mühlweg 11 · 07929 Saalburg-Ebersdorf
Tel.: 036651 55075
www.dgfan.de

Selbsthilfegruppen und
Patienteninformationsstellen

Deutscher Allergie- und Asthmabund e. V.
(DAAB)
Fliethstraße 114 · 41061 Mönchengladbach
Tel.: 02161 81494
www.daab.de

Migräne-Liga e. V.
Büro für Mitglieder und Interessenten
Tel.: 06144 2211
www.migraeneliga-deutschland.de

Arthrose:
www.deutsches-arthrose-forum.de

Deutsche Rheuma-Liga
Bundesverband e. V.
Maximilianstraße 14 · 53111 Bonn
Tel.: 0228 766060
www.rheuma-liga.de

Deutsche Schmerzhilfe e. V.
Sietwende 20 · 21720 Grünendeich
Tel.: 04142 810434
www.schmerzhilfe.de

Deutsche Parkinson Vereinigung e. V.
Moselstraße 31 · 41464 Neuss
Tel.: 02131 410167
www.parkinson-vereinigung.de

Augenerkrankungen, Makuladegeneration:
Augen-Vital e. V.
Postfach 200140 · 47018 Duisburg
Tel.: 0203 2985553
www.makula-degeneration.org

Chronisches Müdigkeitssyndrom:
Fatigatio e. V.
Goethestraße 26–30 · 10625 Berlin
Tel.: 030 3101889-0
www.fatigatio.de

Orthopädische Erkrankungen:
www.dr-gumpert.de

Morbus Crohn und Colitis ulcerosa:
DCCV e. V.
Paracelsusstraße 15 · 51375 Leverkusen
Tel.: 0214 87608-0
www.dccv.de

Deutsche Tinnitus-Liga e. V. (DTL)
Am Lohsiepen 18 · 42369 Wuppertal
Tel.: 0202 24652-0 (Zentrale)
www.tinnitus-liga.de

Literaturempfehlung

Für Patienten

Hecker HU, Peuker ET, Steveling A, Kluge H: Handbuch Traditionelle Chinesische Medizin. Haug 2003

Hempen CH: Die Medizin der Chinesen, Goldmann 1991

Kaptchuk T: Das große Buch der Chinesischen Medizin. Heyne Verlag 2001

Linck G: Yin und Yang – die Suche nach Ganzheit im chinesischen Denken. C. H. Beck 2000

Porkert M: Die Chinesische Medizin. Econ 1992

Reid DP: Chinesische Heilkunde. Naturheilmittel, Akupunktur, Bewegung und Ernährung. Eine Einführung in Denken und Behandeln. TRIAS, Stuttgart 1995

Temelie B: Ernährung nach den fünf Elementen. Joy Verlag 1999

Unschuld PU: Chinesische Medizin. C. H. Beck, München 1997.

Fachliteratur für Ärzte

Anonym. Essentials of Chinese Medicine: Beijing College, Foreign Languages Press.

Ehling D: Handbuch Chinesische Kräuterrezepte. Urban & Fischer bei Elsevier 2001

Focks C, Hillenbrand N: Leitfaden Chinesische Medizin. Urban & Fischer bei Elsevier 2003

Hecker U, Steveling A, Peuker E: Lehrbuch und Repetitorium Akupunktur. Karl F. Haug Fachbuchverlag 2002

Maciocia G: Die Grundlagen der Chinesischen Medizin. Verlag für Traditionelle Chinesische Medizin Dr. Erich Wühr Kötzting/Bayer. Wald

Die Akupunkturpunkte des Menschen

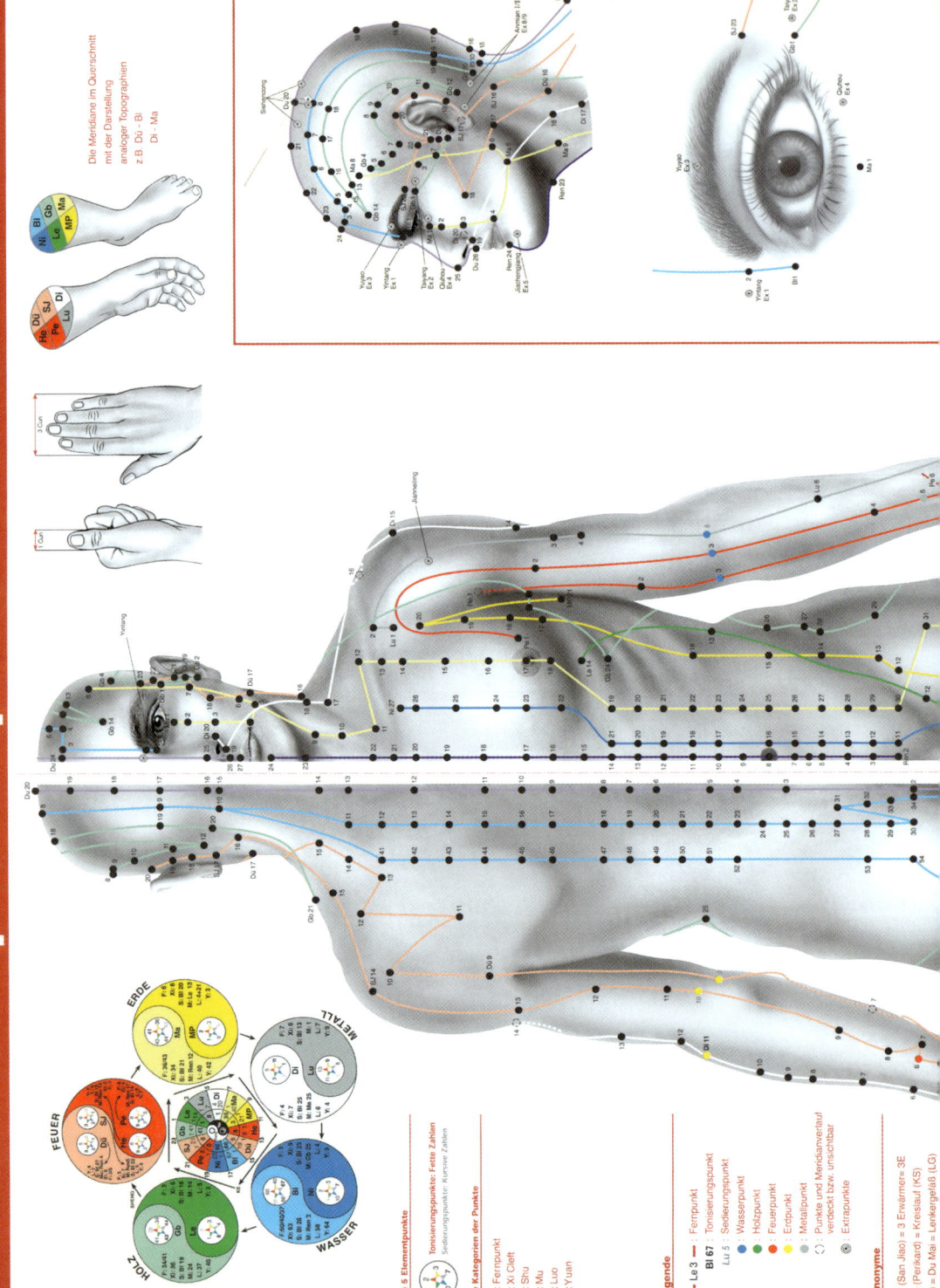

Die Meridiane im Querschnitt mit der Darstellung analoger Topographien z.B. Dü - Bi Di - Ma

Die 5 Elementpunkte

Tonisierungspunkte: Fette Zahlen
Sedierungspunkte: Kursive Zahlen

Die Kategorien der Punkte

F : Fernpunkt
Xi : Xi Cleft
S : Shu
M : Mu
L : Luo
Y : Yuan

Legende

◀ Le 3 ── Fernpunkt
Bl 67 Tonisierungspunkt
Lu 5 Sedierungspunkt
● Wasserpunkt
● Holzpunkt
● Feuerpunkt
● Erdpunkt
◐ Metallpunkt
◌ : Punkte und Meridianverlauf verdeckt bzw. unsichtbar
⊛ Extrapunkte

Synonyme

SJ (San Jiao) = 3 Erwärmer= 3E
Pe (Perikard) = Kreislauf (KS)
Du (Du Mai = Lenkergefäß (LG)

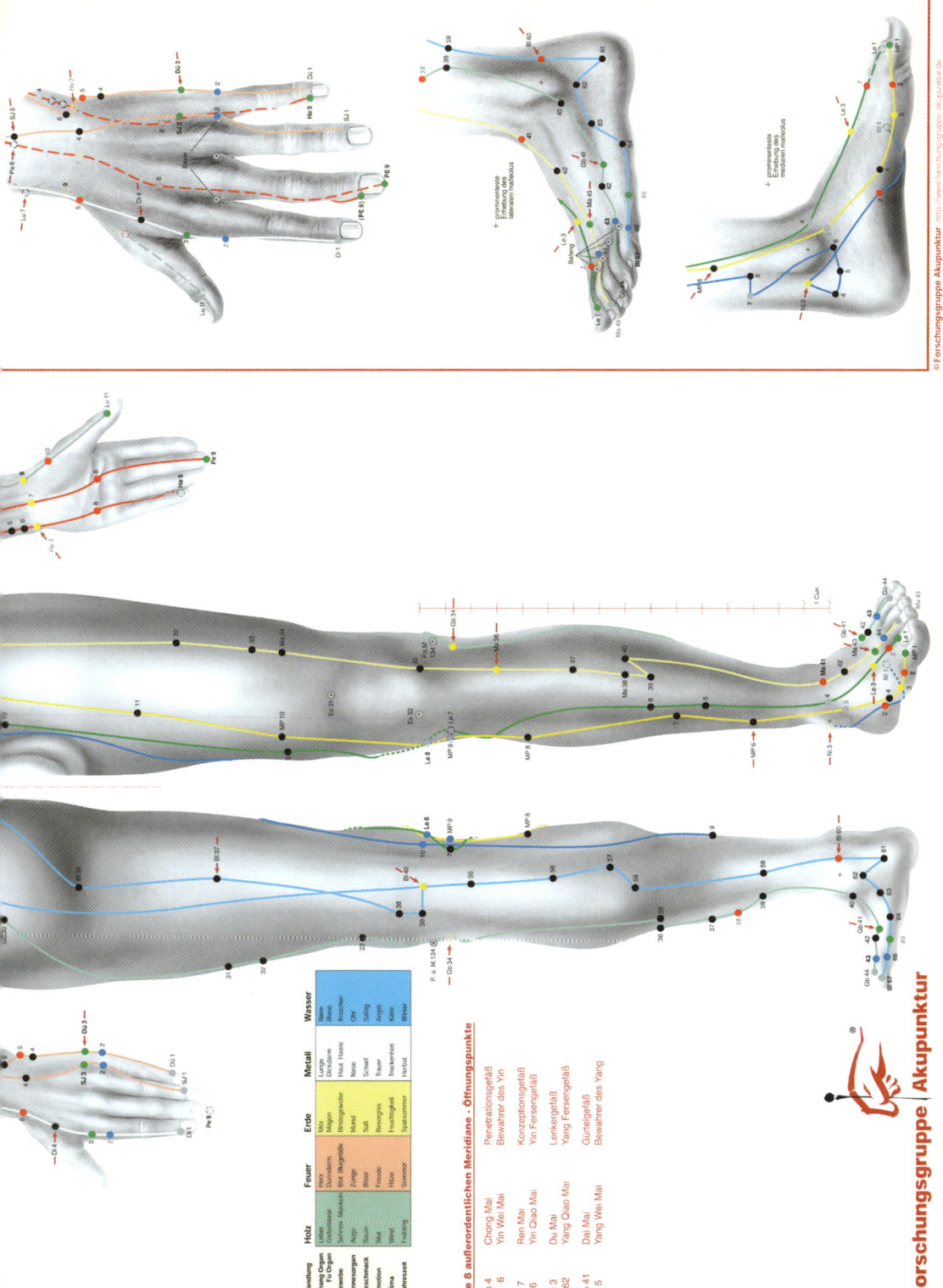

Register

Bibliografische Information Der Deutschen Bibliothek
Die Deutsche Bibliothek verzeichnet diese Publikation in der Deutschen Nationalbibliografie;
detaillierte bibliografische Daten sind im Internet über http://dnb.ddb.de abrufbar.

Programmplanung: Dr. Elvira Weißmann-Orzlowski

Lektorat: Helga Kronthaler
Bildredaktion: Christoph Frick

Umschlaggestaltung:
Cyclus · Visuelle Kommunikation

Bildnachweis:
Umschlagfoto: Asia-Med GmbH, Niedertal
Fotos im Innenteil: Dr. Molsberger: S. 14, 20, 32, 35, 37, 44, 176, 186/187; Alle anderen Bilder: Archiv der Thieme Verlagsgruppe.

Die abgebildeten Personen haben in keiner Weise etwas mit der Krankheit zu tun.

Die 1. bis 3. Auflage erschien bei TRIAS im Georg Thieme Verlag
4., überarbeitete Auflage

© 2006, Karl F. Haug Verlag in MVS Medizinverlage Stuttgart GmbH & Co. KG
Oswald-Hesse-Straße 50, 70469 Stuttgart

Printed in Germany

Satz: Cyclus · Media Produktion, Stuttgart
Druck: Westermann Druck Zwickau GmbH, Zwickau

Gedruckt auf chlorfrei gebleichtem Papier

ISBN   3-8304-2215-6
ISBN 978-3-8304-2215-0   1 2 3 4 5 6